Ana Wetherall-Grujić

DAS BABY
IST NICHT
DAS VERDAMMTE
PROBLEM

Ana Wetherall-Grujić

DAS BABY IST NICHT DAS VERDAMMTE PROBLEM

Ein Handbuch für die glückliche Mutter

KREMAYR & SCHERIAU

Für Dragana und Rose

Inhalt

Anhang

Mütter haben das Recht, zu entscheiden, was das Beste für sie ist.

Warum noch ein Buch über Mutterschaft?

„Hauptsache, dem Baby geht es gut": Das ist der Tenor aller Mutti-Ratgeber. Mittlerweile mischen sich unter die Friede-Freude-Eierkuchen-Werke und die „Die liebende Mutter ist knallhart"-Bücher auch einige „freche" Leitfäden, die zwar zugeben, dass Mutterschaft schwierig ist, aber am Ende alle um dieselbe Frage kreisen: Was ist das Beste für das Baby?

Dieses Buch ist anders als die oben erwähnten Ratgeber. Hier steht die Mutter im Mittelpunkt. Sie nimmt körperliche Strapazen auf sich. Sie macht das Gros der zehrenden Kümmerarbeit.

Was ist das Beste für die Mutter? Die Antwort ist erschreckend simpel, weil sie so oft hinter allerlei Gewäsch und Ideologie versteckt wird: Das Beste für die Mutter ist, frei entscheiden zu können. Dieses Buch ist deshalb vor allem aber eine Bekräftigung: Mütter haben das Recht, zu entscheiden, was das Beste für sie ist. Das heißt, Mütter dürfen auch auf ihre eigenen Wünsche und Bedürfnisse hören, wenn sie über Geburt und Leben mit Kind entscheiden. Wie sie entbinden wollen – vaginal oder per Kaiserschnitt. Wie sie ihr Baby ernähren wollen – an der Brust oder mit Fläschchen. Wie sie ihr Baby wickeln wollen – mit Wegwerfwindeln oder wiederverwendbaren aus Stoff.

Dieses Buch ist eigentlich kein Ratgeber, sondern eine Stütze für diese erste Zeit nach der Geburt, wo das Leben zu voll und gleichzeitig komplett leer ist. Nur zwei Kapitel enthalten tatsächlich Ratschläge. Sie sind aber nicht an die Mutter, sondern an Väter, Partner:innen und Angehörige gerichtet.

Wenn Sie als Mutter gerade zu müde sind, um weiterzulesen, will ich Ihnen die wichtigste Sache schon im Vorwort verraten: Sie machen dieses Mutterding ganz großartig – egal, wie Sie es durchziehen!

Ich bin erwachsen und denke: Wie schön ist es, wenn jemand dich im Dunkeln hält.

Der schlechteste Text zuerst

Ein guter Text ist besonders in seiner Art und holt die Leute ab mit nahbaren Momenten. Das war mein Motto für dieses Buch. Aber dieser Text ist anders. Gerade deshalb sollten Sie ihn besonders gut lesen.

Damit dieses Buch für Sie sinnvoll ist, müssen Sie wissen, wo meine Gedanken und, vor allem, wo ich selbst herkomme. Das versuche ich in diesem Kapitel verständlich zu machen.

Als ich klein war, dachte ich, dass mit meiner Familie etwas nicht stimmen würde. Wir waren nicht so wie die Familien im Fernsehen. Wir hatten kein Haus, keinen Garten und auch keinen Esstisch, um den wir uns alle versammelten. Stattdessen lebten meine Eltern mit mir in einer Mietwohnung, mit Mäuseplage statt grüner Wiese und anstelle eines Esstisches hatten wir tatsächlich einen Fliesentisch im Wohnzimmer. Diese Bruchbude war die einzige leistbare Wohnung, für die meine Eltern eine Zusage erhalten hatten. Damals wurden im Tiroler Lokalblatt Mietwohnungen „nur für Inländer" angeboten.

Obwohl ich noch sehr klein war, wusste ich, dass es nicht die Schuld meiner Eltern war, dass wir so lebten, wie wir lebten. Anfang der 1990er sind meine Mutter und mein Vater mit mir aus dem damaligen Jugoslawien geflüchtet. Sie hatten nicht mehr als ihr kleines rotes Auto, ein paar hastig gepackte Koffer und ein kleines Kind bei sich. Hinter ihnen lag eine Heimat, die es so bald nicht mehr geben würde.

Obwohl ich noch sehr klein war, wusste ich damals schon, dass die Leute uns nicht gerne in Österreich hatten. Nicht, weil ich sehr klug gewesen wäre. Aber wenn selbst Kinder dir auf dem Spielplatz „Yugo-Sau" hinterherrufen, schnallt man recht schnell, was Sache ist.

Obwohl ich noch klein war, lernte ich, den Hass der anderen abzuleiten. Ich wurde gut in der Schule. Nicht, weil ich sehr klug gewesen wäre. Sondern aus Trotz.

Ich wurde größer. Mein Deutsch wurde akzentfrei, rein und sauber. Mein trotzig gesammeltes Schulwissen wurde umfangreicher und umfangreicher. Bald stapelte sich darauf sogar ein Maturazeugnis und noch ein bisschen später ein Hochschulabschluss.

Ich wurde erwachsen. Je älter ich wurde, desto bessere Worte lernte ich, um den Rassismus zu beschreiben. Je älter ich wurde, desto seltener schlug er mir entgegen. Nicht, weil die Gesellschaft klüger und freundlicher geworden wäre. Ich bot nur keine Angriffsfläche. Dass ich Ana und nicht Anna heiße, kriegte in einem Gespräch niemand mit. Dass meine ersten Lieder, die Kosenamen meiner Mutter für mich und meine liebsten Worte alle bosnisch waren, erriet niemand.

Ich war erwachsen und dachte, es würde alles hinter mir liegen. Der Rassismus, das Aufwachsen in verfallenen Häusern und die Existenzangst. Ich hatte hart dafür gearbeitet, davon wegzukommen – und dabei nicht bemerkt, dass ich nie gefragt habe, wohin ich eigentlich laufe.

Ein sicheres Studium, eine sichere Karriere, bloß kein Risiko eingehen, weil sonst so schnell wieder alles weg sein könnte. Was jeder gewiefte Rassist wusste, nämlich dass man der eigenen Herkunft nie entfliehen kann, lernte ich mit Mitte zwanzig. Dass meine Herkunft mich nie losgelassen hatte. Dass all meine Entscheidungen getrieben waren von Trotz und Angst.

Ich war erwachsen und fing noch einmal an. Kündigte meine gutbezahlte Stelle und begann zu schreiben. Stieg quer in den Journalismus ein und fühlte mich wie ein Eindringling – auf eine Million Arten. Ich lernte, dass alle die Postleitzahl ihres Bio-Gemüse-Bauern kennen, aber niemand fragt, wer den Spargel eigentlich sticht, den sie da ökologisch angebaut und regional geerntet kaufen.

Ich war erwachsen und vor allem wütend. Ich bemühte mich, die Geschichten zu erzählen, die ich von klein auf kannte. Von den Menschen an den Rändern. Von den Weglaufenden. Von den Getriebenen. Aber die Wut blieb.

Ich war erwachsen und wurde schwanger. Ich hatte eine Fehlgeburt.

Ich war erwachsen und fühlte nichts. Ständig weinte ich. Ständig dachte ich daran, wie auf einem Ultraschall-Monitor kein Herzschlag zu sehen gewesen war. Ich fühlte mich, als würde ich in einem Meer aus Trauer ertrinken.

Ich war erwachsen und wurde noch einmal schwanger. Neun Monate lang sah ich bei jedem Toilettengang in die Kloschüssel. Neun Monate lang hatte ich Angst, dass dort wieder hellrotes Blut schwimmt. Aber ich hatte Glück: Mein Baby kam gesund auf die Welt.

Ich war erwachsen und Mutter. Ich sprach zuerst Deutsch mit meinem Baby. Es war die Sprache, die ich am besten beherrschte – dachte ich. Aber es stellte sich heraus, dass das auf fast alle Bereiche zutraf, aber nicht auf die Familie. Ich klatschte zu bosnischen Liedern und flüsterte meinem Baby bosnische Kosenamen ins Ohr, sagte ihm Wörter, die es in keiner anderen Sprache gibt.

Ich war erwachsen und fragte mich, was das Beste für mein Baby sei. Ratgeber-Literatur empfiehlt Montessori-Spielzeuge, damit das Kind einmal selbstständig wird. Ich erinnere mich, dass meine Eltern mich schon als Kindergartenkind stundenweise alleinlassen mussten, weil es keine Kinderbetreuung, aber sehr viel Lohnarbeit zu tun gab für zwei Ausländer. Instagram-Postings warnen, dass die falsche Wortwahl beim Erzählen über den Schultag Kinder traumatisieren kann. Ich erinnere mich an die Kinder, die mich Yugo-Sau nannten.

Für einen Kindergartenplatz muss ich angeben, ob mein Kind Deutschkenntnisse hat. Wir lachen darüber. Mein Baby kann kein einziges Wort sagen. Ich lache, mache mir aber Sorgen. „Keine Deutschkenntnisse" ist keine Bestandsaufnahme, es ist eine Diagnose. Ich küsse mein Baby und frage mich, ob ich es ihm nicht zu schwer mache.

Ich war erwachsen und fragte mich, ob ich es meinem Baby nicht zu einfach mache. Es hat ein eigenes Zimmer. Es ist groß und hell, voller Spielzeug, das ihm seine Großeltern und Tanten gekauft haben. Wenn ich ganz ruhig liege, höre ich mein Baby an meinem Hals atmen, keine Mäuse in den Wänden kratzen. Das Baby hat es gut. Ich frage mich, ob es mich dennoch je verstehen wird. Nicht meine Worte, sondern meine Taten. Ob es je begreifen wird, warum ich nachts überlege, wohin wir flüchten würden, wenn der Krieg nach Österreich käme. Warum ich zu zwei Göttern bete und einer davon harte Arbeit ist. Warum ich wohlhabenden Menschen, die von gerechter Verteilung sprechen, nie über den Weg traue. Warum „wohlhabend" für mich schon bei sehr wenig Geld anfängt.

Ich bin erwachsen und mein Baby schläft nur ein, wenn ich ihm die Hand halte. So liege ich viel im Dunkeln und denke nach, während eine winzige Hand sich an meinen Zeigefinger klammert. Immer wieder denke ich daran, wie viel Glück ich hatte. Das Baby verbringt seine Tage in einer warmen Wohnung in Wien. Ich bin so dankbar. Bis die Furcht kommt. Ich weiß, wie zerbrechlich Glück ist. Da ist ein Krieg, fünf Häuserecken entfernt. Kaum weiter weg ertrinken Menschen, weil sie ein sicheres Leben wollen. Die Gefahr ist so nah. Nur eine Generation früher wäre dieses Baby ein Flüchtling.

Das Grauen ist viel zu nah an diesem kleinen Wunder, das immer lächelnd aufwacht und dessen Wangen wie Wolken sind.

Ich bin erwachsen und denke an meine Kindheit in einem Tiroler Tal. An lauen Sommerabenden türmten sich Wolken zwischen den Bergen. Sie waren vanille-beige und sahen unbeschreiblich weich aus. Selbst als Kind spürte ich die Bitter-süße dieser Wolken: Sie sahen so nah aus, als müsste man nur die Hand aus-strecken, um ihre Fluffigkeit zu spüren – ein unmögliches Unterfangen. Wenn ich heute die Wangen meines Kindes küsse, fühlt es sich an, als würde ich eine dieser Wolken berühren.

Manchmal weine ich im Dunkeln um all die anderen Kinder, deren Mütter auch im Dunkeln dankbar für sie waren und die sie trotzdem nicht schützen konnten.

Irgendwann stehe ich auf, will das Baby schlafen lassen, will meine Sorgen wegtragen von ihm. Dann zuckt mein Kind kurz. Seine kleine Hand greift fester nach meinem Finger. So liegen wir weiter zusammen.

Ich bin erwachsen und denke: Wie schön ist es, wenn jemand dich im Dunkeln hält.

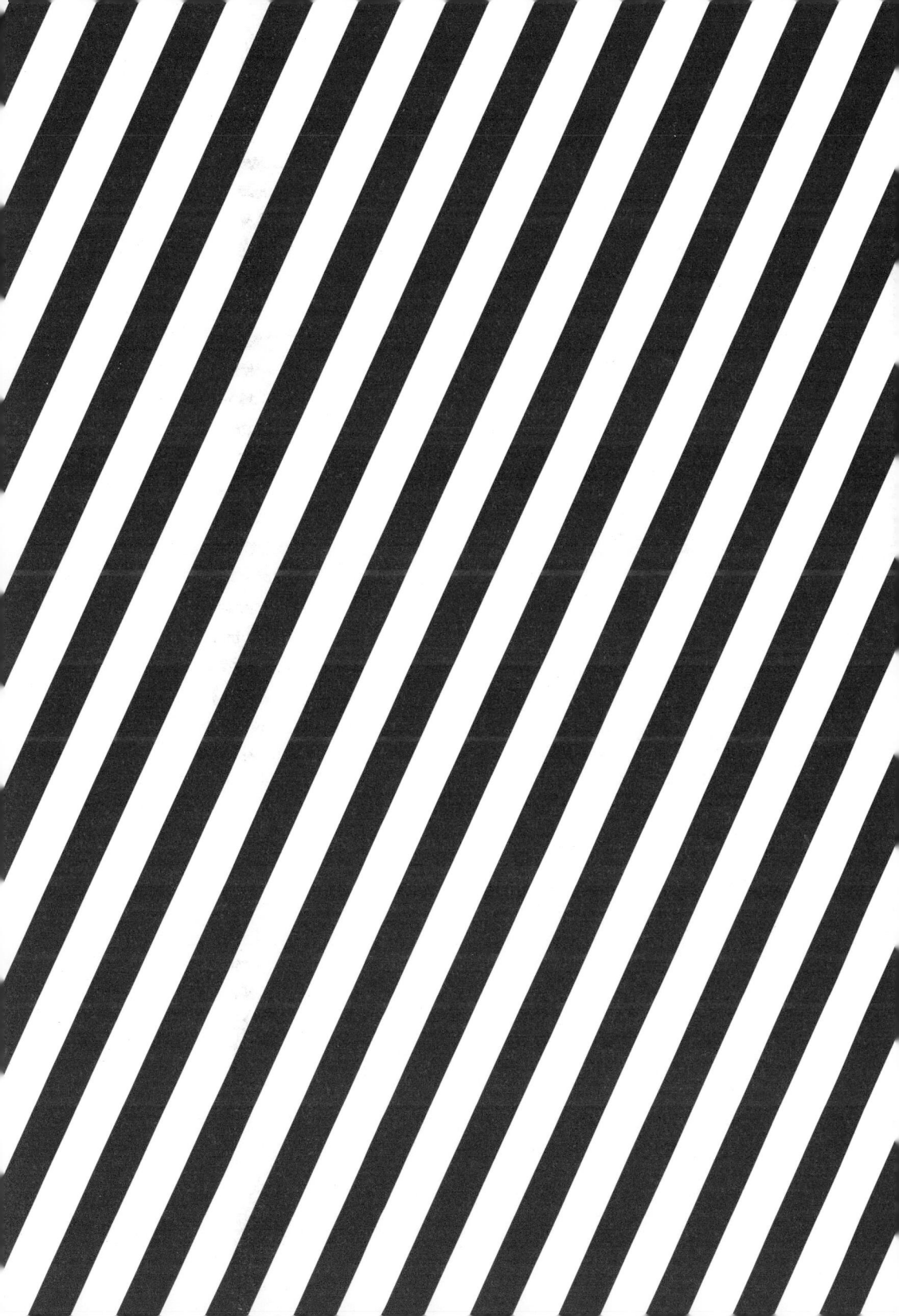

„*Das darf ich
auch nicht?!*"

Schwangeren-Ratgeber sind der Traum jedes Frauenhassers

Ratgeber-Literatur für Schwangerschaften ist für Sicherheit suchende Frauen ungefähr das, was ein Bordell für Sexsüchtige ist: nur auf den ersten Blick das Paradies. In der Realität bieten Puffs und Expert:innen-Tipps viel zu viel von dem, was man eigentlich möchte – und viel zu wenig von dem, was man braucht. Aufs Kreuz gelegt wird man aber in beiden Fällen.

Ich war zweimal schwanger, habe aber nur ein Baby. Das ist wohl die traurigste Rechenaufgabe meines Lebens. Es war meine erste Schwangerschaft, die meine erste Fehlgeburt wurde, die mich zur Info-Besessenen machte. Ein halbes Dutzend Ratgeber, mehrere Apps, unzählige Stunden Internetrecherche: Es braucht keine Psycholog:innen, um festzustellen, dass ich mit möglichst viel Wissen eine schützende Mauer um mich und mein Baby bauen wollte.

Bücher, Webseiten oder Broschüren boten mir unendlich viele Informationen. Da waren die Regeln, die ich vorher schon kannte und für mich keine große Einschränkung bedeuteten; illegale Substanzen, aber auch Rauchen und Alkohol waren in der Schwangerschaft verboten.

Aber es gab auch Regeln, die mein Leben veränderten. So sind sich alle Ratgeber einig, dass Kaffee sehr schlecht für mein Baby sei. Also reduzierte ich meinen Konsum drastisch. Statt wie bisher mehrere Tassen täglich, trank ich gar keine mehr. Zukünftige Generationen meiner Familie werden noch darüber berichten, wie groß meine Gereiztheit nach dieser Entscheidung war.

„Das darf ich auch nicht?!", knurrte ich aber bei anderen Regeln. Einige Ratgeber warnen vor Nagellack. Die unterschiedlichen Autor:innen waren sich aber unsicher, wie schlimm die bunten Farben in den kleinen Fläschchen tatsächlich seien. Die einen raten zum Totalverzicht, die anderen zu Spezialprodukten ohne bestimmte Bestandteile, während wiederum andere meinen, dass es reiche, das Fenster beim Lackieren zu öffnen.

Schwangerschafts-Ratgeber als Ersatz-Religion

Foren für werdende Mütter sind voller Frauen und ihren Sorgen. Fragen wie „Ich habe versehentlich eine Praline mit Alkohol-Anteil gegessen. Werde ich mein Baby verlieren?" und „Meine Katze liegt immer auf meinem Bauch. Wird dem Baby zu warm?" müssen für Unbeteiligte lächerlich klingen. Als Schwangere erkannte ich mich aber in dem verzweifelt nach Sicherheit lechzenden Tonfall der Fragen wieder.

Einige Antworten empfand ich als hilfreich, andere wirkten fast genauso gehässig wie falsch. „Sicherheitshalber würde ich für ein paar Monate darauf verzichten, das kriegst du fürs Baby schon hin!", antwortete eine Posterin einer Fragestellerin in einem Schwangeren-Forum. Es ging um die Frage, ob die Frau in einem asiatischen Restaurant frittierte Garnelen essen dürfe.

Widersprechen sich die Regeln zum Teil und ist der Ton in Mutter-Foren noch so rau: Ich blieb meinem Glauben an Regeln treu. Wäre das Befassen mit Schwangerschafts-Verboten eine Religion – ich wäre zu diesem Zeitpunkt bereit gewesen für einen Klostereintritt.

Die Schwangere unter Bio-Druck

Dass es dann doch anders kam, ergab sich eher zufällig. Zum gefühlt hundertsten Mal las ich in einem Ratgeber, dass ich mich als Schwangere am besten mit biologisch angebauten Lebensmitteln aus meiner Region ernähren sollte. Meine Gedanken, bisher vor Angst rasend, stolperten. Regional sollten die Lebensmittel sein. Zum ersten Mal, seit ich nach trauernden Monaten wieder einen positiven Schwangerschaftstest in der Hand gehalten hatte, wich meine Besorgnis, meine Angst, mein nie schlafendes, panisches *Was, wenn ich es wieder verliere?* einem anderen Gefühl. Es war Misstrauen.

Dass die Ratgeber Bio-Lebensmittel empfehlen, verstand ich. Weniger Insektengifte, weniger synthetische Dünger, insgesamt weniger Zusatzstoffe: In einer perfekten Welt würden alle Lebensmittel so hergestellt, aber ich verstand, dass diese Vorteile sie gerade für Schwangere ideal machten. Es erschien mir aber schlichtweg unlogisch, dass jemand werdenden Müttern regionale Lebensmittel vorschreibt. Sind Fleisch, Obst und Gemüse aus der Region im Schnitt besser für die CO_2-Bilanz? Ja. Aber wachsen meinem Baby vier Arme und drei Ohren, wenn ich Tomaten aus Spanien esse, statt aus Buxtehude? Nein. Dennoch rieten fast alle Ratgeber Schwangeren dazu, sich am besten von lokalen Produkten, am besten von Landwirten in der Nachbarschaft, zu ernähren.

Schon Rabenmutter, noch bevor das Baby da ist

Mein Misstrauen wuchs. Und ich las Empfehlungen, an die ich mich hielt, Wort für Wort. Je ungewöhnlicher die Vorschriften, desto schwammiger wurden die Gründe für sie formuliert. So werde etwa Nagellack-Bestandteilen eine gesundheitsschädliche Wirkung für Mutter und Kind „nachgesagt". Quellen oder gar medizinische Studien zum Thema blieben die 1.001 Ratgeber-Autor:innen schuldig.

Ähnlich vage verhielt es sich mit einem oft empfohlenen Haarfärbestopp für Schwangere. Mehr als „Die Nachbarin der Großtante meiner besten Freundin hat es von ihrem Heilpraktiker gehört"-Quellenangaben fand ich nicht.

Viele Schwangere spielen das Spiel mit. Die werdenden Mütter saugen die vielen Regeln begierig auf und fühlen sich schlecht, wenn sie doch mal dagegen verstoßen. Die Ratgebenden machen es sich hingegen in ihrer Position als Hüter:innen von Infos über Schwangerschaft bequem – und urteilen von oben herab über die Ratsuchenden. Die werdenden Mütter sollten lieber zu vorsichtig als zu leichtfertig sein, sich aber gleichzeitig mal nicht so anstellen; sie müssten sich ja nur ein paar Monate zusammenreißen.

Mir wurde klar: Die Schwangerschafts-Ratgeber-Industrie hat eine philosophische Glanzleistung geschafft. Sie hat Frauen zu Rabenmüttern gemacht, bevor sie überhaupt ein Kind zur Welt gebracht haben. Nebenbei leben viele Regel-Verfasser:innen auch noch den wildesten Traum jedes Frauenhassenden: Sie kontrollieren die „störrischen Weiber" endlich mal. Sie schreiben Frauen buchstäblich vor, wie sie ihr Leben zu führen haben.

Nicht jede Schwangerschaft wird ein Baby

Dabei schützen auch eine Milliarde noch so beliebige Regeln nicht vor einer simplen, aber bitteren Wahrheit: Nicht jede Schwangerschaft wird zu einem Baby. Studien gehen davon aus, dass eine von sechs Frauen, die von ihrer Schwangerschaft weiß, eine Fehlgeburt erleidet. Laut dem britischen National Health Service (NHS) passieren drei von vier Fehlgeburten in den ersten drei Schwangerschaftsmonaten. Meistens gibt es keine bekannte Ursache dafür. „Die Mehrheit wird nicht durch etwas ausgelöst, was Sie getan haben", schreibt der NHS auf seiner Webseite.

Aus eigener Erfahrung kann ich sagen: Es ist leichter, Verbote und Regeln um sich aufzubauen, statt diese bittere Wahrheit zu akzeptieren. Bei der verzweifelten Suche nach Halt kommt so aber zusammen, was nicht einmal Sichtkontakt haben dürfte: ängstliche Menschen und ungesicherte Informationen.

Dabei ginge es anders. Eine „How to Schwangerschaft"-Anleitung mit ausschließlich gesicherten Informationen würde werdende Eltern zumindest ein wenig von Quatsch-Tipps fernhalten. Gemischt mit richtiger Aufklärung im Schulunterricht könnte hier viel spätere Unsicherheit schon im Keim erstickt werden. Denn mit „Penis geht in die Vagina und das schnellste Spermium gewinnt" ist bei Weitem nicht alles über Empfängnis, Verhütung und eben das Kinderkriegen erklärt.

Das sind keine illusorischen Forderungen. Sie setzen nur ein wenig politischen Willen voraus. Für Schwangere bedeute dies einen wichtigen Schwenk: Mehr fundierte Informationen würden unsicheren Müttern realistische Leitlinien für ihr Leben als Schwangere geben. Statt nach dem Motto „better safe than sorry" beliebigen Tipps zu folgen, könnten sie sich so auf die Arbeit von Expert:innen stützen.

Meine eigene Ratschläge-Odyssee fand ein relativ abruptes Ende. Meine Frauenärztin verbot mir Drogen und Alkohol – und riet mir zu zwei Tassen Kaffee am Tag gegen meine Kreislaufbeschwerden. „Aber große!", sagte sie. Ein Ratschlag, den mir bisher kein Ratgeber, kein Folder und kein Mutter-Forum gegeben und meiner Frauenärztin auf ewig einen Platz in meinem kaffeeliebenden Herzen gesichert hatte.

Auch Schwangere haben das Recht, durchzuatmen.

Medizinische Versorgung in der Schwangerschaft: Plötzlich ist die Frau egal

Über dreißig Jahre lang dachte ich, dass mich das Gesundheitssystem nicht mehr erschüttern könnte. Dann wurde ich schwanger – und verstand plötzlich auf eine ganz neue Art, was „vom Regen in die Traufe kommen" bedeutet.

Es fing an, als ich in die Pubertät kam. Nicht genug, dass ich mich plötzlich mit Brüsten, Periodenblutungen und Stimmungsschwankungen auseinandersetzen musste. Immer wieder hatte ich Migräneattacken. Falls Sie diese Krankheit nur aus dem Fernsehen kennen: Migräne ist keine Ausrede, die Ehefrauen nutzen, um nicht mit ihrem Mann zu schlafen. Meine Migräne setzt mich komplett außer Gefecht. Meine Attacken beginnen meist mit Sehstörungen. Ein verschwommener Fleck, die sogenannte Aura, taucht auf und wabert in meinem Sichtfeld. Danach setzt meine Fähigkeit zu sprechen aus. Einmal konnte ich einer Lehrerin nicht sagen, dass sie meine Mutter anrufen soll, damit sie mich abholt – mir sind schlichtweg die Worte nicht eingefallen. Oft habe ich mich so lange übergeben, bis nur noch Magensaft in der Toilette schwamm. Und dann ist da natürlich auch noch der Schmerz. Er ist so spitz hinter meinem rechten Auge, dass ich das Gefühl habe, bei vollem Bewusstsein lobotomiert zu werden. Selbst wenn die Schmerzmittel irgendwann wirken, hämmert die Migräne dumpf in meinem Kopf.

Gesundheitssystem benachteiligt Frauen

Das liest sich jetzt alles sehr dramatisch und das ist es auch – für mich, nicht für Mediziner:innen. Jahrelang klapperten meine Eltern und ich Ärzt:innen ab. Dutzende Male schilderte ich meine Beschwerden, ließ mich immer wieder von Neuem untersuchen. Das Interesse der Untersuchenden endete jedes Mal schlagartig, als klar wurde, dass kein spannender Tumor oder irgendeine unentdeckte Erkrankung hinter meinen Schmerzen steckten. „Es ist nur Migräne", sagte tatsächlich ein junger Neurologe zu mir.

Heute bin ich aus der Pubertät längst draußen. Schmerzmittel trage ich dennoch immer mit mir rum, genauso wie die Gewissheit, nicht allein zu sein. Zum einen ist Migräne eine Volkskrankheit – zehn bis 15 Prozent aller Erwachsenen weltweit leiden daran. Zum anderen teile ich das Gefühl, dass meine Beschwerden nicht ernst genommen werden, mit vielen anderen. Studien zeigen einen sogenannten Gender Health Gap, also Sexismus im Gesundheitssystem. Er führt dazu, dass Frauen medizinisch schlechter versorgt werden, weil sich Standards und Behandlungen an Cis-Männern orientieren. Schon Anfang der 1990er sprach die Kardiologin und Gesundheitsexpertin Bernadine Healy in einer Forschungsarbeit vom „Yentl Syndrom", benannt nach einem Film mit Barbra Streisand. Das Syndrom beschreibt die Tatsache, dass Frauen, die eine Herzattacke erleiden, andere Symptome als Männer zeigen. Gesundheitsforschung hat sich aber vor allem auf männliche Symptome konzentriert, mit der Folge, dass viele Frauen wegen Fehldiagnosen an Herzattacken gestorben sind.

Diese systematische Benachteiligung spürte ich indirekt in meinem Freundes- und Familienkreis. Viele Frauen fühlten sich von Ärzt:innen nicht ernst genommen. Bestenfalls wurden ihre Beschwerden belächelt. In mehreren Fällen haben sich Diagnosen verzögert, bis endlich Ärzt:innen gefunden waren, die mehr als nur beschwichtigten. Migräne, Endometriose, sogar Krebs: Die Liste der Krankheiten, die erst entdeckt worden sind, weil die Frauen in meinem Umfeld auf ihrem Recht auf eine Diagnose beharrt haben, ist lang.

Gender Health Gap erwischt auch Schwangere

Obwohl ich all diese Geschichten kannte, obwohl ich ähnliche Situationen selbst erlebt hatte, schaltete meine Schwangerschaft ein ganz neues Level an Ungerechtigkeit frei.

„Schwangeren gebe ich grundsätzlich kein Schmerzmittel", sagte mir meine Hausärztin. Ich hatte zu diesem Zeitpunkt mehrere schlaflose Nächte hinter mir. Mein unterer Rücken fühlte sich an, als würde immer wieder jemand mit einer glühenden Gabel zustechen und einmal fest umdrehen. Vielleicht war es die Müdigkeit, vielleicht die brennenden Schmerzen. Mir fiel gegenüber meiner Hausärztin jedenfalls kein Gegenargument ein. Heute denke ich: Das hätte auch gar keine Notwendigkeit sein müssen. Eine Diagnose sollte keine Goldmedaille im Debattieren voraussetzen.

Auch hier versteckt sich der Gender Health Gap. Es gibt zwar Schmerzmittel, die Schwangere problemlos nehmen dürfen, insgesamt aber vergleichsweise wenige Medikamente, die dezidiert für Schwangere zugelassen sind. Das liegt nicht immer an nachgewiesenen Unverträglichkeiten. Medikamententests haben sich über Jahrzehnte nur auf Männer beschränkt. Tests mit Schwangeren wären deutlich aufwendiger und teurer. Für diese Patientinnengruppe ist das Ergebnis einer Kosten-Nutzen-Rechnung doppelt zynisch. Sie bleibt mit ihrer Litanei an Schwangerschafts-Beschwerden allein.

Quacksalber:innen füllen Behandlungslücken

So tröstete es mich kein bisschen, dass medizinisches Personal plötzlich all meine Symptome glaubte. Denn es schien ihm einfach egal zu sein. Als feststand, dass ich schwanger war, galten Übelkeit, Müdigkeit und Schmerzen plötzlich als keine Beschwerden, die man behandeln konnte, sondern einfach als Teil der „Schwangerschafts-Experience".

Diese Behandlungslücke wurde bald gefüllt – aber nicht von medizinischem Fachwissen. Sobald meine Schwangerschaft sichtbar wurde, fragten mich Familienmitglieder, Freund:innen, aber immer wieder auch entfernte Bekannte, wie es mir gehe. Sie erzählten oft von eigenen Erfahrungen und fast genauso oft von schlechten Ärzt:innen. Nicht nur eine Frau bot mir die Kontaktdaten ihrer Homöopath:innen an. Ich lernte schnell: Wo es Solidarität unter Betroffenen gibt, machen sich auch schnell jene breit, die aus Not Profit schlagen wollen. Diese selbsternannten Expert:innen würden „endlich richtig zuhören", wenn man ihnen von Problemen und Beschwerden erzählt. Dass sie auch hunderte Euro kosteten und dafür vor allem Zuckerkugeln austeilten, kam erst später im Gespräch auf. Das Gesundheitssystem hatte diese Frauen alleingelassen und so in die Hände von Kurpfuscher:innen getrieben.

Hatte ich den Erfolg von Homöopath:innen und Alternativmedizin bisher nur auf einer rationalen Ebene verstanden, konnte ich als Schwangere den Reiz auch emotional nachvollziehen. Es frustriert, es macht wütend, mit immer denselben oder schlimmer werdenden Schmerzen zu Ärzt:innen zu gehen und nicht ernst genommen zu werden. Ginge ich zu Homöopath:innen, wäre da jemand, der mir zuhören und mich ernst nehmen würde. Ich lernte auch: Die Vertrauenskrise zwischen Medizin und Schwangeren löst sich nicht auf, sobald das Baby auf die Welt gekommen ist. Wenn die Homöopathie so hilfreich in der Schwangerschaft war, bleibt die Mutter Patientin der Kurpfuscher:innen. Von hier ist es ein erschreckend kurzer Weg zu Familien, in denen kein Kind geimpft ist.

So sehr ich an Wissenschaft und Medizin glaube: Sie stecken in einer gewaltigen Vertrauenskrise. Der Gender Health Gap ist nicht das einzige Problem. Ärzt:innen stehen immer mehr unter Kostendruck. Medikamentenhersteller:innen scheinen mehr auf Unternehmenskennzahlen zu schielen, als nach Heilungsmöglichkeiten Ausschau zu halten. Die Leidtragenden sind in allen Fällen Patient:innen.

Ultraschall-Aufnahmen als Beweisbilder

Neben denen, die ihre Heilung bei Quacksalber:innen suchen, gibt es übrigens auch die, die ihre Probleme einfach gar nicht mehr ansprechen. Sie glauben, dass Ärzt:innen ihre Beschwerden als halb so wild abtun würden. Oder dass Schmerzen und Unwohlsein einfach zu einer normalen Schwangerschaft gehören. Ohne es zu bemerken, war ich Teil dieser zweiten Gruppe.

Irgendwann in meiner Schwangerschaft musste ich immer öfter aufstehen, wenn ich richtig Luft bekommen wollte. Ich ging deshalb nicht zum Arzt. Was sollte dabei auch rauskommen, dachte ich damals. Es lag an der Schwangerschaft und würde vergehen, wenn das Baby auf der Welt ist.

Bei einer Routineuntersuchung wurde jedoch festgestellt, dass meine Atemprobleme eine medizinische Ursache haben. Ein Ultraschallbild zeigte: Mein Körper produzierte zu viel Fruchtwasser. Es drückte auf mein Zwerchfell und ich konnte deshalb nicht richtig Luft holen. Es war keine Kleinigkeit, sondern Grund genug, mich früher in Mutterschutz zu schicken.

Ich liebe alle Ultraschallbilder, die das Baby in meinem Bauch zeigen. Jedes einzelne war ein Beweis, dass das Kind in mir *da* ist, dass es wächst und gedeiht. Das Bild, das das viele Fruchtwasser zeigt, liebe ich aber auf eine besondere Art. Es ist Beweis und Erinnerung gleichzeitig. Es zeigt, dass meine Beschwerden nicht eingebildet und nicht normal waren. Es erinnert mich auch daran, Leiden und Unwohlsein nie zu akzeptieren – egal, wie sehr sie normalisiert werden. Denn auch Schwangere haben das Recht, durchzuatmen.

Es ist nicht normal,
dass sich vor allem
Mütter bis weit über
ihre Belastungsgrenzen
verausgaben.

Scherze übers Kinderkriegen: Ihr seid Aasgeier und keine Spaßvögel

„Die gute Zeit ist jetzt erst mal vorbei", „Schlaft, solange ihr noch könnt!" oder „Ihr habt bald einen neuen Chef: euer Baby!" – so oder ähnlich witzeln Menschen, wenn sie von einer Schwangerschaft erfahren. Doch es sind keine harmlosen Scherze. Es ist jedes Mal ein neuer Beweis, dass alle wissen, wie anstrengend es ist, ein Baby zu bekommen. Aber trotzdem hilft niemand. So wird aus lustig gemeinten Sprüchen schnell bitterer Zynismus.

Als mein Mann und ich von meiner Schwangerschaft erzählt haben, reagierten die Menschen auf zwei Arten. Die einen freuten sich aufrichtig mit uns. Die anderen gratulierten und schoben sofort ein, zwei Witze nach. „Verabschiedet euch jetzt schon mal vom Schlafen!", war noch eine der harmloseren Bemerkungen. „Genießt euer entspanntes Aussehen, solange ihr es noch habt. Freut euch schon auf die Augenringe!", war dann schon weniger ein Witz als eine Verwünschung.

„You'll never shit alone"

Fand ich die Witzeleien anfangs merkwürdig, aber harmlos, bemerkte ich, dass sich ihre Kernbotschaft in meinem Kopf verfangen hatte. War ich wirklich bereit, Mutter zu sein? Alles aufzugeben? Mein gutes Leben zurückzulassen? Erschöpft zu sein? Am Ende zu sein? Eine bequeme Schlafposition zu finden, wurde mit jeder Nacht schwieriger. Wie schlimm sollte es erst werden, wenn das Baby da war?

Ich erkannte: Mich umgaben keine Spaßvögel, sondern Aasgeier, die ein noch lebendes Opfer belauerten. „Du hast dich für ein Baby entschieden? Willkommen in der Hölle!", schien die Pointe jedes Witzes zu sein.

Diese Grausamkeit reichte weiter als zu ein paar Menschen in meinem Bekanntenkreis. Mittlerweile gibt es ganze Comedy-Sparten, die sich nur darum drehen, wie beschissen es ist, Kinder zu haben. Es gibt für diese Humorgattung sogar Merchandising-Produkte. Ich weiß das, weil sie mir mein Instagram-Algorithmus irgendwann zwischen Babybetten und Bio-Baumwoll-Stramplern ausgespuckt hat. So sah ich plötzlich Werbung für Poster, auf denen eine Frau auf der Toilette saß und ihr Kind vor ihr. „You'll never shit alone", stand in geschnörkelter Schrift darunter. Mütter sind so überfordert und so unter Druck, dass sie nicht mal allein kacken gehen können: Die Pointe erschließt sich mir bis heute nicht. Die Grausamkeit, diesen Zustand als Normalität und Teil der „Mum Experience" zu verkaufen, erkannte ich aber sofort.

Die Witzeleien, das Merchandising: Das war kein Galgenhumor. Mit dem ist es nämlich wie mit Champagner. Es ist nur dann der real deal, wenn er aus einer spezifischen Region kommt. Beim Schaumwein ist es die Champagne im Norden Frankreichs. Beim Galgenhumor ist der Herkunftsort der Weg der Verurteilten zu ihrer Hinrichtungsstätte; die Todgeweihten selbst witzeln über ihre ausweglose Situation. Wer hingegen von anderer Stelle über die Verurteilten lacht, spottet über sie. Dabei trugen einige der Witzelnden selbst noch die Spuren ihres Galgens um den Hals. Mir fiel nämlich auf, dass es vor allem Väter waren, die spöttelnd vor der Elternschaft warnten. Koliken, Schreibabys und durchwachte Nächte: Ich wusste, dass einige von ihnen einen schweren Start in die Vaterschaft gehabt hatten. Darüber sprechen konnten sie aber nur, wenn sie sich hinter Witzen versteckten.

Kinderkriegen muss nicht überfordern

Mütter – oft die Partnerinnen der Scherzkekse – versteckten sich hingegen nicht hinter irgendwelchen Scherzeleien. Sie erzählten ohne Verschleierung und Umschweife, wie die Anfangszeit gewesen war, oft mit dem Hauptcharakter ihrer Erzählungen im Arm. Ihre Geschichten hatten keinen Spannungsbogen und keine Pointe. Stattdessen folgten ihre Erzählungen dem Muster: „Es war schwierig. Ich war verzweifelt. Ich dachte, es hört niemals auf. Doch es wird besser."

Dennoch waren mir diese Geschichten in ihrer Unausweichlichkeit lieber als alle Witzeleien. Zum einen gaben mir die Erzählungen das Gefühl, nicht allein zu sein. Ich war nicht die erste Frau, die Mutter werden würde. Es gab mir zum anderen aber auch das Gefühl, dass diese große Welle an Neuem eben nur das war: eine Welle. Sie rollte auf mich als Schwangere zu, ich konnte sie sehen. Sie war meterhoch vor mir. Sie würde über mir zusammenbrechen. Aber ich würde selbst aus den höchsten Wellen wieder auftauchen. Ich würde schwimmen, weil andere mir helfen würden. Denn was die Scherzkekse auslassen, ist ausgerechnet die Pointe des Witzes. Sie ist nicht, dass Kinder schrecklich und das Ende des guten Lebens sind. Die Auflösung ist, dass Eltern sich nicht allein um ihre Kinder kümmern müssen. Kinderkriegen muss nicht überfordern. Es ist nicht normal, dass sich vor allem Mütter bis weit über ihre Belastungsgrenzen verausgaben. Viel zu lange haben wir von nur zwei Menschen erwartet, sich um ein ganzes, kleines, neues Leben zu kümmern. Dann haben wir eine dieser Personen zur Arbeit geschickt – 40 Stunden und mehr die Woche –, obwohl doch gerade ein neuer Mensch in die Familie gekommen war. Und dann haben wir noch über die überforderten Eltern Witze gemacht! Sie lachen beim Gedanken daran gar nicht? Gut. Denn es ist nicht witzig. Es ist sogar sehr traurig. Viele Eltern, vor allem Mütter, sind an dieser vermeintlichen Normalität zerbrochen.

Dabei geht es anders. Solidarität, Mitgefühl und Füreinanderdasein: Nur drei Zutaten und die Elternschaft wäre kein Ende eines tollen Lebens, kein Abschiednehmen von sich selbst. Stattdessen wäre Elternschaft einfach ein Schritt in ein neues Leben – mit mehr Menschen, die man liebt.

Mit ein bisschen politischem Willen, denken wir etwa an Arbeitszeitverkürzungen, flexiblere Karenzmodelle und flächendeckende Kinderbetreuung, wäre das sogar für alle Eltern möglich. Auch für Scherzkekse hätte so ein kollektives Umdenken Vorteile. Sie könnten weiterhin ihre Altherren-Witze erzählen, müssten am vermeintlichen Ende aber nur weitersprechen: „Ja, es wird echt hart, wenn das Baby da ist. Aber wisst ihr was? Ihr schafft das. Ihr müsst da nämlich nicht allein durch!"

Wurde über Kaiser-schnitte gesprochen, erkannte ich schnell, dass wenige Menschen Ahnung, aber viele eine Meinung hatten.

Kaiserschnitte für alle, die sie wollen

Wer gebärt, muss leiden. Im Jahr 2022 können wir Astronaut:innen und reiche Arschlöcher ins All schicken. Aber eine ideale Geburt ist immer noch eine, bei der eine Frau unter höllischen Schmerzen ein Baby aus ihrer Vagina herauspresst. Ein Kaiserschnitt? Nur, wenn es nicht anders geht. Dabei könnte mit einem Kaiserschnitt vielen Frauen Leid erspart werden.

Da war zum Beispiel die junge Freundin, deren eigenes Kind um den Couchtisch krabbelte, während sie erzählte, wie vor nicht mal einem Jahr ihre Wehen eingeleitet wurden und sie über Tage im Zehnminuten-Takt schmerzhafte Wehenschübe hatte. Erst als sie anfing, vor Schmerzen ohnmächtig zu werden, schritt ein Gynäkologe ein und führte einen Not-Kaiserschnitt durch. Oder die Verwandte, heute Ende 50, die erzählt, wie ein gestresster Arzt ihren Muttermund mit den Händen öffnete, ohne sie darauf vorzubereiten oder es auch nur anzukündigen. Sie berichtete von dieser Geburt, die Jahrzehnte her ist, als wäre sie gestern passiert. Aber auch Frauen, die ihre Babys nach dem Lehrbuch und ohne Komplikationen in die Welt gepresst haben, nutzen beim Erzählen erstaunlich oft die Worte „der schlimmste Schmerz meines Lebens".

„Wenn du das Kind im Arm hältst, ist alles vergessen"

Frauen erzählen von ihren Geburtserlebnissen wie alte Haudegen von der Front: warnend, manchmal mit Stolz, aber viel öfter flackert Trauma hinter ihren Augen auf. Hatte ich in den ersten Schwangerschaftsmonaten vor allem Angst um mein Baby, wuchs mit meinem Bauch auch die Furcht vor der Geburt. Ich spürte die Emotion körperlich: Sie schien über dem Kind zu sitzen, und unter meinem Zwerchfell. Wenn ich zu viel über die Geburt nachdachte, schien die Angst sich extragroß zu machen. Sie drückte mir die Luft aus den Lungen.

Bald schon sollte ein neues Gefühl mit der Angst konkurrieren. Das Krankenhaus, in dem ich entbinden sollte, sah einen verpflichtenden Termin bei einer Hebamme vor. Die Geburtshelferin schwadronierte eine Viertelstunde über Aromatherapie, warme Bäder und Massagen. Stolz erzählte sie, dass das Krankenhaus keine Wunschkaiserschnitte durchführe – als sei es etwas Verwerfliches, auf die Wünsche von Gebärenden zu hören. Schulmedizin sei überhaupt der letzte Schritt, den wir bei meiner Geburt gehen sollten. Da flammte ein neues Gefühl auf, direkt neben der Angst. Die neue Emotion ließ mein Herz schneller schlagen und meine Zähne mahlen. „Das ist nichts für mich", sagte ich. Die Hebamme reagierte pikiert und mit dem Hinweis, dass man Bachblüten ja nicht *während* der Entbindung gebe, und riet mir zu mehr Offenheit. Ich verkniff es mir, rückwärts und mit ausgestreckten Mittelfingern den Raum zu verlassen. Erst draußen auf der Straße ließ ich zu, dass das neue Gefühl mich erfüllte. Von da an bestand ich nicht mehr aus Panik, sondern aus Wut.

„Wenn du das Kind im Arm hältst, ist alles vergessen", sagten einige Frauen und zu viele Männer, wenn das Gespräch auf die Geburt kam. Ich dachte, dass nach der gleichen Logik Weisheitszähne und Blinddärme ohne Narkosen entfernt werden müssten. Den Zahn oder das Organ danach in den Armen zu halten, sollte doch Belohnung genug sein.

Viel Meinung, wenig Ahnung über Kaiserschnitte

Wurde über Kaiserschnitte gesprochen, erkannte ich schnell, dass wenige Menschen Ahnung, aber viele eine Meinung hatten. Grob teilte sich das Lager in zwei Gruppen: Für die einen war ein Kaiserschnitt eine schwerwiegende Operation, viel gefährlicher als eine natürliche Geburt. Für die anderen machten Frauen, die per Wunschkaiserschnitt gebären, es sich einfach nur leicht. Einig waren sich aber alle, dass eine „richtige" Geburt vaginal zu sein hatte. Alles andere war unnatürlich – und hatte auch keine Fürsprecher:innen.

Wir werden nie erfahren, wie meine Performance bei einer natürlichen Geburt gewesen wäre. Ich vermute, dass ich das Baby vor Wut aus meiner Vagina geschossen hätte. Wegen Komplikationen brachte ich das Kind aber durch einen geplanten Kaiserschnitt auf die Welt. Als ich mich beim Warten auf meinen Termin über Vor- und Nachteile einer Kaiserschnittgeburt informieren wollte, war ich erstaunt. Ich hatte eine Masse an Zahlen und Fakten erwartet, die zeigen würden, dass alle Kaiserschnitt-Geborenen später Serienmörder werden oder schlimmer noch, ihrer Mutter nie zum Muttertag gratulieren. Stattdessen fand ich Foren und Blogs, in denen Frauen einander pushten, möglichst natürlich zu gebären. Ich lernte schnell: Ganz oben in der Hierarchie der guten Mütter waren jene, die ohne Schmerzmittel ihr Kind zu Hause bekamen. Ganz unten waren jene Gebärenden, die auf einen Wunschkaiserschnitt im Krankenhaus setzten. Es wurde so viel über „Geburtserlebnisse" gesprochen, dass ich mich fragte, ob es einen Jollydays-Gutschein dafür gibt.

„Natürliches Geburtserlebnis" ist nicht immer positiv

Der Vergleich zwischen (Wunsch-)Kaiserschnitten und vaginalen Geburten ist aber nicht so einfach, wie Diskussionen in Foren glauben lassen wollen. Viele Risikoanalysen vergleichen alle Kaiserschnitte – auch jene von Risikopatientinnen, die wegen Problemen im Notfall per Kaiserschnitt entbinden – mit vaginalen Geburten. Belastbare Informationen und keine halb garen „Die Tante meiner Oma hat ein Kind per Kaiserschnitt bekommen und heute hat es Hörner und meiner Tante sind ihre Füße abgefallen"-Erfahrungsberichte bekam ich in Informationsgesprächen mit Ärzt:innen im Krankenhaus. Ein Kaiserschnitt habe zum Beispiel Risiken wie jeder operative Eingriff. Es könne in einigen Fällen zu Infektionen oder Thrombosen kommen, wobei bessere Behandlungsmethoden hier die Fallzahlen reduziert hätten. Ich wurde vorgewarnt, dass ich wahrscheinlich ein, zwei Tage länger im Krankenhaus bleiben müsse als nach einer vaginalen Geburt. Niemand sprach dort übrigens von schlechteren Mutterqualitäten oder Problemen mit der Mutter-Kind-Bindung. Auf Nachfrage informierten die Ärzt:innen auch über die Risiken einer vaginalen Geburt. Dieses „Geburtserlebnis" ist nicht immer ein positives. Die Risiken für Urin- oder Stuhlinkontinenz sind nach einer Vaginalgeburt höher als bei einem Kaiserschnitt. Genauso wie die Gefahr, dass es zu Rissen im Genitalbereich kommt. Wahr ist jedenfalls, dass der Anteil von Kaiserschnittgeburten weltweit steigt. Dabei gibt es aber regionale Unterschiede. So kommt laut OECD-Zahlen in der Türkei über die Hälfte aller Kinder per Kaiserschnitt auf die Welt, in Österreich und Deutschland ist es ein knappes Drittel. Wie viele davon medizinisch notwendig oder „nur" gewünscht sind, zeigen die Daten nicht. Das britische Institut für Gesundheit und Pflege fordert jedenfalls, dass Frauen informiert werden und danach selbst entscheiden können, ob sie einen Kaiserschnitt oder eine vaginale Geburt haben möchten. Freie Entscheidungen für Frauen über ihren Körper: in Österreich und Deutschland auch 2022 noch ein zu krasser Gedanke. Dort übernehmen Krankenversicherungen die Kosten für einen Kaiserschnitt nur bei medizinischer Indikation.

Ich habe bei der Geburt nicht gelitten

Mit all meinem gesammelten Kaiserschnitt-Wissen checkte ich ins Krankenhaus ein. Das Gewese um die vaginale Geburt verfolgte mich dorthin. Einige Frauen auf der Geburtsstation erzählten mir stolz, wie lange sie in den Wehen gelegen hatten, wie groß die Anstrengungen und wie niedrig ihr Verbrauch an Schmerzmitteln gewesen war. Sie hätten mir genauso gut von Marathonläufen oder Iron-Man-Bewerben erzählen können: Ich konnte ihre Begeisterung für vermeidbare Schmerzen nicht nachvollziehen. Erzählte ich von meinem geplanten Kaiserschnitt, schlug die Stimmung in Mitleid für mich um. Dabei taten diese Frauen mir leid. Wie viele von ihnen standen tatsächlich voll hinter ihrer Entscheidung, eine natürliche Geburt durchzustehen? Und wie vielen war einfach nur oft genug vorgesagt worden, dass eine gute Mutterschaft mit einer schmerzhaften Geburt beginnt?

Ich habe bei der Geburt meines Babys nicht gelitten. An einem warmen Spätfrühlingstag kam mein Kind auf die Welt – nicht aus meiner Vagina gepresst, sondern von einer Gynäkologin aus einem Spalt in meiner Bauchdecke geholt. Die ganze Prozedur dauerte keine halbe Stunde. Noch am selben Tag konnte ich aufstehen und auf wackeligen Knien eine Runde durchs Zimmer gehen. Am nächsten Tag war die Wackeligkeit fort. Den Kaiserschnitt habe ich keine Sekunde bereut. Nur eine Sache hätte ich anders gemacht: Von Anfang an hätte ich einen Wunschkaiserschnitt verlangen und notfalls die tausenden Euros dafür auch selbst bezahlen sollen. Es hätte mir viel Angst und schlaflose Nächte erspart. Wahrscheinlich erzähle ich deshalb allen, die es hören wollen, wie toll mein Geburtserlebnis war – damit keine Frau glaubt, dass ein Kaiserschnitt eine Notlösung ist, für die man sich schämen muss.

Ganz schmerzfrei war auch meine Geburt nicht. Durch die Periduralanästhesie spürte ich zwar von meinem Nabel abwärts nichts. Es war vielmehr ein Gefühl, als würde eine schwere Tasche auf meinem Schoß liegen und jemand würde darin nach etwas suchen. In meiner Schulter ziepte es aber leicht. Ich bin so untrainiert, dass ich das Liegen mit ausgestrecktem Arm nicht gewohnt war und mein Muskel deshalb schmerzte.

Das Beste fürs Baby darf niemals auf Kosten der Mutter geschehen.

Kinderglück aus der Flasche: Gute Mutterschaft kommt nicht aus der Brust

Stillen ist nicht das Beste für Ihr Baby. Sie sind keine schlechte Mutter, wenn Sie sich dagegen entscheiden, Ihr Kind an Ihre Brust anzulegen. Wenn Gebärende irgendwas aus diesem Buch mitnehmen, dann hoffentlich diese beiden Wahrheiten. Ich wusste diese zwei Dinge eigentlich – und trotzdem hat mich der Stilldruck traumatisiert zurückgelassen.

Als mich die Hebammen im Krankenhaus fragten, ob ich mein Baby nach der Geburt stillen möchte, meinte ich: „Ja, aber wenn es nicht geht, habe ich kein Problem damit, wenn es die Flasche bekommt." Das war keine überrumpelte Verlegenheitsantwort. Ich wiederholte sie auch immer wieder. Denn ich hatte mich informiert. Zwar kam kein Ratgeber ohne den Hinweis aus, dass Stillen das Allerbeste sei. Gleichzeitig wusste ich, dass ungestillte Kinder als Erwachsene nicht alle in der Gosse lebten und sich mit Grunzlauten verständigten.

Mein Mann und ich waren selbst als Babys mit der Flasche großgeworden. Unsere Geschwister genauso. Selbst meine Eltern waren Flaschenkinder.

Muttermilch ist keine magische Substanz

Für Menschen außerhalb meiner Familien-Bubble schien aber klar, dass das Beste fürs Baby aus Mamas Busen kommt. Auf Instagram ist das Stillen etwa immer etwas Empowerndes, Tolles, das oft auf Fotos in Pastellfarben idealisiert wird. Wenn es doch mal ums Fläschchen geht, dann nur in Postings, in denen Frauen beklagen, dass es nicht geklappt hatte mit dem Stillen. Es scheint schlichtweg keine Frau da draußen zu geben, die ihr Kind bewusst mit der Flasche füttert. Ganz zu schweigen davon, dass sie es perfekt inszeniert auf Instagram teilt. Dabei sind die angeblich so zahlreichen Vorteile des Stillens gegenüber Säuglingsnahrung aus der Flasche bei näherem Hinsehen gar nicht so viele. Die US-Ökonomin und Autorin eines datengestützten Elternratgebers, Emily Oster, hat sich mehrere Studien dazu angesehen, die Faktoren wie Säuglingsgesundheit, Übergewicht bei Erwachsenen und IQ von Flaschen- und Still-Babys verglichen haben. Oster hat dabei Einflussfaktoren wie das Familieneinkommen und die Bildungsschicht der Mütter herausgerechnet. Ihre Conclusio: Nur eine Untersuchung legt nahe, dass gestillte Kinder etwas seltener Durchfall und Ekzeme haben. Oster schließt ihre Untersuchung ab mit den Worten: „Aber was die Beweise zeigen, ist, dass die populäre Ansicht nicht korrekt ist, dass Muttermilch eine Art von magischer Substanz ist, die Ihr Kind dazu führen wird, gesund und brillant zu sein."

Das schien sich nicht zu den Hebammen durchgesprochen zu haben, die die Geburtsstation leiteten, auf der ich nach der Geburt meines Kindes lag. Diese vielen Frauen ließen keinen Zweifel daran, dass sie an zwei Dinge glaubten: dass der beste Ort fürs Baby an der Brust der Mutter sei und dass jede Frau, bei der es mit dem Stillen nicht klappte, sich erstmal „nicht so anstellen" sollte. Als ich nach Stunden voller Babyschreie und ohne Schlaf eine Hebamme fragte, ob ich das Kind richtig angelegt hatte, antwortete sie: „Das müssen schon Sie wissen!" Überraschenderweise wusste ich, die noch nie geboren oder gestillt hatte, es nicht.

Auch mein Baby schien nicht so richtig zu wissen, was los war. Jedenfalls schrie es und schrie es und zappelte und zappelte. Wenn ich es nicht mehr aushielt, klingelte ich nach den Hebammen. Sie legten ein Stillkissen auf meinen Schoß und das Baby darauf. Sie fassten nach meiner Brust und drückten meine Brustwarzen so zusammen, dass das Baby sie mit seinem Mund zu fassen bekam. Es tat weh, aber ich beklagte mich nicht. Stillen schien Schwerstarbeit zu sein und ich hatte doch gesagt, dass ich es versuchen würde. Mein Baby saugte und saugte an meiner Brust. Die Hebammen verließen das Zimmer. Kurz darauf schrie das Baby wieder. Und das Spiel wiederholte sich.

Viele Frauen hören mit dem Stillen auf

Meine Brustwarzen wurden wund. Wenn das Baby an ihnen zog, fühlte es sich an, als würde jemand fest an einer offenen Wunde saugen. Noch Tage später hinterließen meine Brustwarzen blutrote Kreise in meinem BH.

Einige Ratgeber erwähnen, dass die Anfangsphase beim Stillen schwierig sein kann, es mit der Zeit aber leichter werden sollte. Was sie weniger oft erwähnen, ist, dass nicht alle Frauen es bis zu diesem ominösen „Später" durchziehen. Obwohl fast alle Frauen in Österreich anfangs stillen, hören viele von ihnen schnell wieder auf. Vergleichsweise wenige Babys ernähren sich ausschließlich von Muttermilch. Eine Erhebung des Österreichischen Sozialministeriums von 2021 zeigt etwa, dass 96,7 Prozent der Gebärenden in der ersten Lebenswoche ihr Baby stillen. Die ausschließliche Stillrate liegt im selben Zeitraum aber bei nur 55,5 Prozent, 38,7 Prozent der Babys werden zum Teil gestillt. Mit vier Monaten sinkt der Anteil der überhaupt gestillten Kinder auf 77,4 Prozent, der Anteil derer, die ausschließlich gestillt werden, sinkt auf 30,5 Prozent. Die Zahlen in Deutschland sind ähnlich. Die repräsentative „Studie zur Gesundheit von Kindern und Jugendlichen in Deutschland" (KiGGS) befragte zwischen 2014 und 2017 Kinder und deren Eltern in Deutschland. Neun von zehn Frauen (89,4 Prozent) wollten ihre Kinder nach der Geburt stillen, 96,9 Prozent haben damit begonnen. Nach zwei Monaten stillen 57,4 Prozent der Frauen ausschließlich, nach vier Monaten sinkt dieser Wert auf 42 Prozent.

Trotz aller Schmerzen: Ich hielt noch durch. Wenn das Baby schrie, legte ich es an. Und es schrie sehr viel. Je älter es wurde, desto schriller wurden seine Schreie. Nach der ersten Nacht wollte es nicht mehr in sein Bettchen gelegt werden. Legte ich es doch hinein, verkrampfte es sich – und schrie. Es wollte nur in den Arm – um dort etwas weniger laut zu schreien. Bei jeder Nachfrage, ob ich etwas falsch machen würde, antworteten die Hebammen, dass das alles ganz normal sei. Mein Mann und ich akzeptierten, dass wir ein Schreibaby hatten.

„Stillen ist das Beste für Ihr Baby" - aber als Drohung

Falls Sie das nächste Mal einen Moment etwas länger auskosten wollen: Eine große Operation wie ein Kaiserschnitt, und ein Kind, dass nie zu schlafen, sondern nur zu schreien scheint, verlangsamen die Zeit. Dazu hätte Einstein mal eine Theorie aufstellen sollen. Im Nachhinein scheint mir diese Zeit unendlich lang gewesen zu sein. Aber es waren nur drei Tage.

Dann stand eine Hebamme mit einer Vorrichtung neben mir, die an einen Fingerhut erinnerte, an den jemand einen Strohhalm geklebt hatte. Diese Konstruktion sollte ich an meine Brust setzen, damit das Baby daran saugte, Säuglingsnahrung erhielt, aber gleichzeitig nicht von der Brust entwöhnt wurde. Erst auf Nachfrage wurde mir in wenigen Worten gesagt, dass mein Baby zu viel abgenommen hatte und unter einen kritischen Wert gerutscht war. Mir dämmerte, dass mein Baby die ganze Zeit gehungert hatte. Obwohl ich müde, überfordert und körperlich am Ende war, tat ich etwas sehr Vernünftiges: Ich schickte die Hebammen und ihr Still-Dogma zum Teufel. Mein Baby wurde noch im Krankenhaus ein Flaschenbaby. Die Hebammen knirschten mit den Zähnen, kritisierten meine Entscheidung, brachten mir aber alle paar Stunden ein Fläschchen. Aus meinem Schreibaby wurde ein tiefenentspanntes Kind, dass aß und schlief und dazwischen zufrieden in seinem Bettchen lag oder auf mir döste. Das Schreien verschwand, was blieb, waren Zweifel. Hätte ich es doch länger versuchen sollen? Hatten meine Schmerzen mich dazu gebracht, aufzugeben? War ich eine egoistische Mutter? Befeuert wurde meine Unsicherheit durch das Internet. Denn obwohl jeder Ratgeber und Krankenhaus-Flyer überging vor Infos übers richtige Stillen, musste ich mir Informationen über Fläschchen erst mühselig zusammensuchen. Jeder Text begann dabei mit den Worten „Stillen ist das Beste für Ihr Baby". Jeder Text war somit erstmal eine Watschen für mich als Fläschchen-Mutter: Ich bot meinem Kind nicht das Beste. Erst später erfuhr ich, dass Milchpulver-Hersteller gesetzlich dazu verpflichtet waren, diesen Satz zu drucken. Mir ging es erst besser mit meiner Entscheidung, als ich darüber sprach. Denn die Fläschchen-Kinder waren überall. Je mehr Menschen ich davon erzählte, desto häufiger erfuhr ich, dass auch andere Mütter ihr Baby mit der

Ich schickte die Hebammen und ihr Still-Dogma zum Teufel. Mein Baby wurde noch im Krankenhaus ein Flaschenbaby.

Flasche ernährt hatten. Sie erzählten fast alle von schlechtem Gewissen am Anfang – und einem leichteren Leben nach der Entscheidung. Dieses leichtere Leben machte mich auch zu einer überzeugten Flaschen-Mutter. Denn es gibt einen Riesenvorteil, über den in Verbindung mit der Flasche erstaunlich selten gesprochen wird: Es erleichtert die Arbeitsteilung. Das bemerkte ich am ersten Tag zu Hause. Ich konnte eine Nacht lang allein schlafen. Das hatte ich seit der Geburt des Babys nicht gekonnt. Das wäre nicht möglich gewesen, hätte ich gestillt. Da das Baby mit dem Fläschchen gefüttert wurde, war es ihm aber egal, ob ich, sein Vater oder der Weihnachtsmann Milchpulver mit abgekochtem Wasser mischte. Ausgeschlafen war ich auch weniger das verschüchterte Wrack, das im Krankenhaus eingetrichtert bekam, dass es seinem Kind nicht den besten Start ins Leben ermöglicht hatte. Ich war körperlich ausgeruht, aber auch psychisch erholter. Deshalb teilten mein Mann und ich uns die Nächte auf: Jede zweite Nacht verbrachte einer von uns mit dem Baby und der andere konnte ausschlafen. Immer wieder konnte aber auch meine Mutter das Baby über Nacht versorgen, und so konnten wir sogar beide ausschlafen. Das mag für Kinderlose nicht nach viel klingen, aber es passiert immer noch, dass ich frischgebackenen Eltern davon erzähle und die Frauen leuchtende Augen bekommen. Denn so simpel und naheliegend diese Arbeitsteilung klingt, so wenig verbreitet mag sie sein. Viel häufiger scheint in Beziehungen zu gelten: „Warum soll ich als Mann denn nachts aufstehen? Ich kann das Baby ja nicht stillen." Auch als Nicht-Stillende fallen mir aber ein bis hundert Sachen ein, die der Partner für die Mutter tun kann. Meine Tipps reichen von A wie Aufräumen über S wie Snacks vorbereiten zu Z wie Zusammenräumen; es kann grundsätzlich nie genug geputzt werden, um eine Mutter zu entlasten.

Säuglingsnahrung auf Rezept

Was bei dem „Stillen ist dein Ding, Schatz"-Argument durchscheint, ist eine Denkweise, die auch ein beliebtes Argument für das Stillen befeuert: Es sei ja schnell erledigt und der Körper stelle da ja kostenlos das perfekte Babyessen her. Das würde nur stimmen, wenn man vergisst, dass Brustwarzen verflucht empfindlich sind und gleichzeitig davon ausgeht, dass die Zeit von Müttern nichts wert ist. Wäre es möglich, das Stillen auszulagern, wie zum Beispiel Autoreparaturen oder Putzdienste, und Frauen dafür zu bezahlen, wäre es alles andere als ein Schnäppchen. Nachtarbeit, Einsätze an Feiertagen, Rund-um-die Uhr-Bereitschaft, höherer Energiebedarf bei gleichzeitig restriktiver Diät – Stillende dürfen zum Beispiel keinen Alkohol trinken – und dazu noch die ganze neue Garderobe, die den großen Busen verhüllt und gleichzeitig zu Essenszeit enthüllen kann: Stillen ist ein Vollzeitjob. Natürlich kann man Mutterliebe nicht in Geld aufwiegen. Aber wenn gesunder Menschenverstand die Gesellschaft nicht dazu bringt, anzuerkennen, was für ein riesiges Opfer Stillende bringen, dann tut es vielleicht eine realistische Kostenaufstellung. Und im Kern des Kosten-Arguments steckt Wahrheit: Säuglingsnahrung kostet bares Geld. Doch das ist kein Grund gegen sie, sondern weist auf einen Missstand hin. Nicht alle Gebärenden können entscheiden, ob sie stillen möchten oder nicht. Bei manchen klappt es schlichtweg nicht. Die Säuglingsnahrung ist für ihre Kinder überlebensnotwendig. Dennoch müssen Eltern knapp 20 Euro pro Packung berappen – oder sogar mehr, wenn ihr Kind eine Unverträglichkeit hat und spezielle Allergie-Nahrung benötigt. Deshalb sage ich jetzt etwas, was eigentlich jede politische Partei fordern sollte: Jede Gebärende sollte ein Recht auf kostenfreie, qualitativ hochwertige Säuglingsnahrung haben. Und wo wir gerade bei Forderungen sind: Jeder öffentliche Ort, jedes Lokal und jede öffentliche Toilette sollten einen sauberen und sicheren Bereich für Stillende bereitstellen.

Eine Flasche, bitte

Denn das hier ist kein Manifest gegen das Stillen. Es ist ein Appell, Frauen entscheiden zu lassen, wie sie ihr Kind ernähren möchten – frei von Druck. Das heißt zum einen, dass Mütter nicht durch finanzielle Kosten oder das Pochen auf vermeintlich nur eine Art gesunder Säuglingsnahrung – nämlich die aus der Brust der Mutter – zum Stillen gedrängt werden sollen. Es heißt zum anderen aber auch, dass Mütter nicht davon abgehalten werden dürfen, zu stillen, wenn sie es möchten. Im Krankenhaus mag der Stilldruck groß sein. Im Alltag hält sich aber die Stillfreundlichkeit in Grenzen. Das zeigen die immer wieder auftauchenden Diskussionen über das Stillen an öffentlichen Orten. Auch sie sind nur ein Zeichen für einen Missstand: dass das vermeintliche Schamgefühl von einigen Menschen nur so weit reicht, keine nackte Brust sehen zu wollen, aber sie gleichzeitig kein Problem damit haben, ein Neugeborenes hungern zu lassen.

Aber daran schienen sich ja auch die Hebammen in meinem Krankenhaus nicht gestört zu haben – trotz all des Geredes über das Beste fürs Kind und Mutter-Kind-Bindung. Monate später habe ich dieses ganze Still-Trauma verarbeitet. Ich habe auch endlich im Geiste den Bullshit-Satz „Stillen ist das Beste für Ihr Baby" korrigiert: „Das Beste fürs Baby darf niemals auf Kosten der Mutter geschehen." Eine simple Wahrheit, deren Befolgen mehr für Mutter-Kind-Bindungen tun würde, als es Stillen jemals könnte.

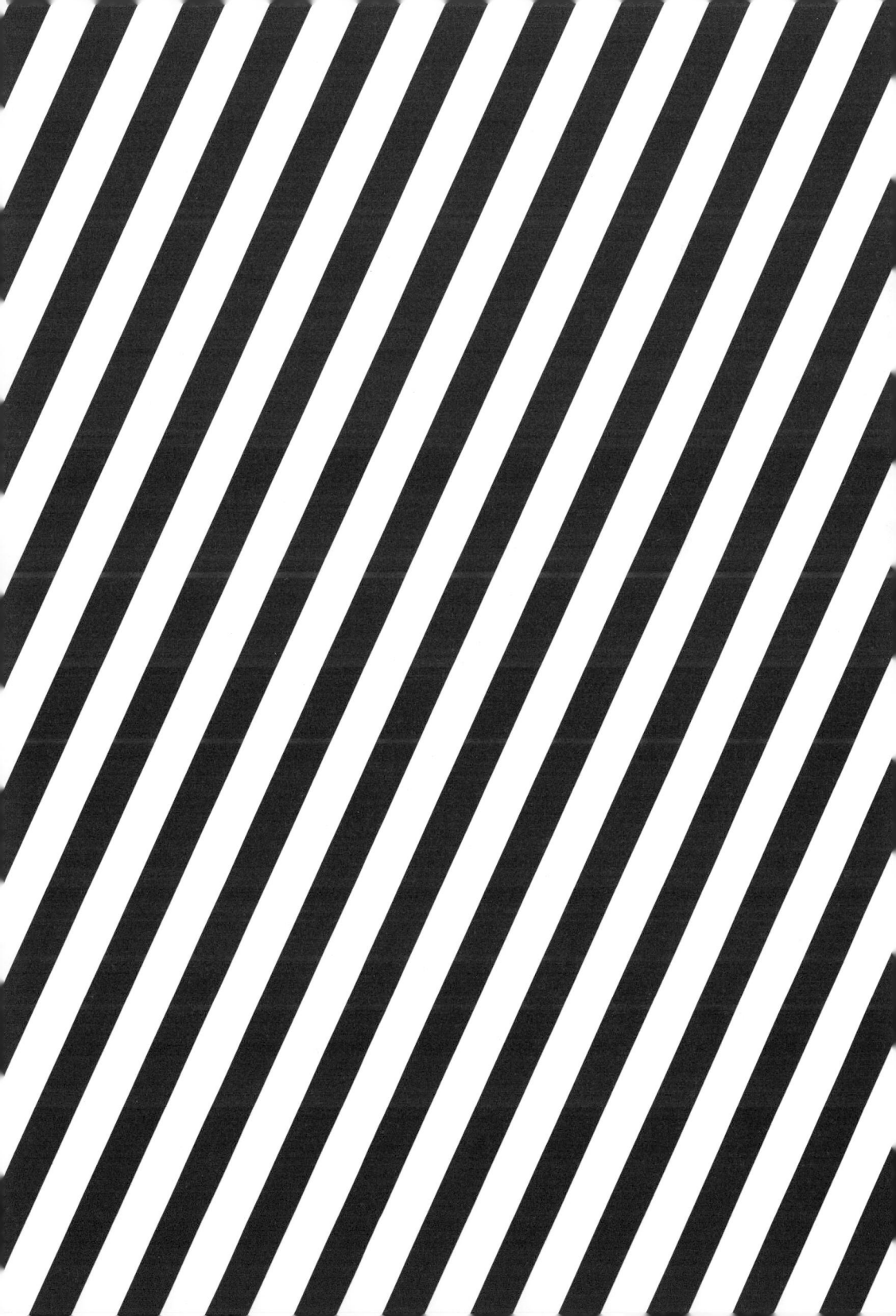

Lieber einmal zu viel gesorgt und nachgehakt, als die frischgebackene Mutter alleingelassen.

Von Germany's Next Topmodel für die Krankenhaus- zeit lernen

Das Krankenhaus sollte ein Ort der Erholung sein. Gebärende sollen hier nach der Entbindung Kraft tanken, bevor sie nach Hause gehen. Das wäre der Idealzustand – die Realität sieht aber leider oft anders aus. Personalmangel stresst medizinisches Personal, Kostendruck macht Krankenhäuser zu ungemütlichen Orten statt zu Ruheoasen. Ausgerechnet Germany's Next Topmodel zeigt neuen Müttern aber einen Weg durch den Dschungel aus Stress und Überforderung im Krankenhaus.

1. „Ich bin nicht hier, um Freunde zu finden"

In der Reality-Show war dieser Satz der Bitch-Markierer schlechthin. In jeder Staffel der Casting-Show gab es eine Teilnehmerin, die zu laut, zu weinerlich, zu arrogant oder all das gleichzeitig war. Auf ihren schlechten Ruf angesprochen, sagten diese Teilnehmerinnen immer: „Ich bin nicht hier, um Freunde zu finden."

Diese Worte sind nun Ihr Motto für Ihren Krankenhausaufenthalt! Ihr Ziel ist es, ein Kind auf die Welt zu bringen – und danach selbst zu heilen. Alles andere ist daneben zweitrangig, wenn nicht sogar komplett egal. Heißt das, dass Sie sich wie ein Arschloch verhalten sollen? Nein. Es bedeutet vielmehr, dass Sie sich nichts gefallen lassen sollen, nur um höflich zu sein. Die Realität ist nämlich: Sie werden Ihr ganzes Leben lang an die paar Tage im Krankenhaus denken. Sie werden niemals den Moment vergessen, in dem Sie Ihr Kind zum ersten Mal gesehen haben. Sie werden aber auch sehr, sehr oft an jede Grenzüberschreitung, an alle unhöflichen Mitarbeiter:innen, an jedes falsche Wort von Ärzt:innen zurückdenken. Die Wahrheit ist auch, dass Sie für alle Angestellten im Krankenhaus nur eine weitere Patientin, ein weiterer Teil ihres Arbeitsalltags sein werden. Das kann eine bittere Erkenntnis sein, zugleich aber auch befreiend. Denn: Was auch immer Sie tun müssen, um sich und Ihrem Kind eine bestmögliche Behandlung zu sichern, ist spätestens in drei Wochen von allen dort vergessen.

2. Bleiben Sie offen für Neues ...

Brünette werden zu Blondinen, Wallemähne-Hippies zu Undercut-Butches und aus dem glatthaarigen Mädchen von nebenan ein lockenköpfiger Vamp: Die Umstyling-Folgen sind eines der Highlights jeder Staffel von Germany's Next Topmodel. Die Aufregung davor ist bei den Teilnehmerinnen immer groß. Zuseher:innen fiebern mit, ob die Kandidatinnen nach dem großen Haareschneiden und Föhnen besser oder schlecht aussehen werden. Für Ihre Krankenhauszeit können Sie daraus mitnehmen: Nicht jede große Veränderung ist eine schlechte Sache. Ziemlich sicher haben Sie irgendein Bild im Kopf, wie Ihre Geburt ablaufen und wie die Zeit danach aussehen wird. Bedenken Sie aber, dass es ganz anders kommen – und trotzdem gut enden kann. Wie bei den Models, die mit langen Haaren gut aussahen, aber erst mit dem rasierten Schädel atemberaubend sind.

3. ... aber lassen Sie sich nicht verarschen

Neben den Teilnehmerinnen, die plötzlich viel besser aussehen, gibt es bei Germany's Next Topmodel immer auch ein paar, die am Ende der Umstyling-

Folge schrecklich aussehen. Da wird eine wallende Mähne zu einem Vokuhila abgesäbelt, werden natürliche Locken chemisch totgeglättet und Haar-Extensions in einen coolen Bob gefriemelt. Bei aller Offenheit sollten Sie deshalb daran denken, dass Sie nichts tun müssen, was Sie nicht wollen. Auch im Krankenhaus und im Kreißsaal gibt es Grenzen, auch dort gilt es, Ihre Wünsche als Patientin zu achten. Ein „Nein" ist auch dort ein „Nein". Scheuen Sie sich nicht, auf Ihr „Nein" zu pochen – notfalls mithilfe einer Krankenhaus-Begleitung. Denken Sie daran, dass die schlimmste Folge von Grenzüberschreitungen im Krankenhaus nicht miese Stylings sind, sondern gesundheitliche Konsequenzen für Sie und Ihr Kind.

4. Sie müssen da nicht allein durch

Germany's Next Topmodel hat ein bisschen was von einer Sekte. Eine Führungsfigur setzt ihre Gefolgschaft unter Druck. Alle werden gefühlt ständig überwacht. Und all das passiert mit den Kandidatinnen fern von Familie und Freund:innen. Diese Eckpunkte werden auch im Krankenhaus so ablaufen. Doch zumindest gegen das Alleinsein können Sie etwas tun. Überlegen Sie vor dem Krankenhausaufenthalt, wer Sie dort besuchen soll. Sind Besuchszeiten reglementiert, bitten Sie Freund:innen, anzurufen – und nicht beleidigt zu sein, wenn Sie nicht abheben und auch nicht zurückrufen. Es gilt im Krankenhaus: Lieber einmal zu viel gesorgt und nachgehakt, als die frischgebackene Mutter alleingelassen.

5. Partner:innen sind mehr als nur Deko

Auch bei der Geburt selbst: Nehmen Sie sich Verstärkung mit. Entscheiden Sie sich, Ihren Partner bei der Geburt dabei zu haben, ist er aber mehr als nur Deko. Er soll nicht wie Heidi Klums Jury-Kollegen dümmlich grinsend dabeisitzen, während Giftpfeile verschossen werden. Ihr Partner soll für Sie einstehen. Das kann bedeuten, dass er bei der Geburt darauf besteht, dass Ihre Wünsche gehört werden. Es kann aber auch einfach nur heißen, dass er in der Zeit danach darauf achtet, dass all Ihre Lieblings-Snacks und -Getränke griffbereit sind. Das alles gilt natürlich auch für Partnerinnen.

6. Herrische Menschen sind nicht allwissend

Heidi Klum hat uns sehr eindrucksvoll vor Augen geführt, dass Expert:innen nicht zwingend auch menschlich stark sind. Diese Erfahrung könnten Sie auch im Krankenhaus machen: Ärzt:innen, die als Koryphäen gelten, aber Ihnen nie wirklich zuhören; erfahrene Hebammen, die Sie nur im Befehlston ansprechen; Pfleger:innen, die gar nicht mit Ihnen reden, sondern nur zwischen Patient:innen herumhuschen. Wenn Sie nicht gerade in eine Klinik voller Sadist:innen eingecheckt haben, meint es keiner von diesen Menschen böse. Sehr wahrscheinlich sind die Angestellten gehetzt, stehen unter Druck oder haben einfach nur einen miesen Tag. Das alles sind Gründe für herrisches Verhalten – aber keine Entschuldigungen. Sie haben als Patientin ein Anrecht darauf, dass Sie und Ihre Wünsche ernst genommen werden. Vor allem kann aber selbst das erfahrenste Personal und die glänzendste Koryphäe einen Fehler machen. Halten Sie sich das vor Augen und stellen Sie so lange Fragen, bis Ihnen jeder Behandlungsschritt klar ist.

7. Machen Sie es sich gemütlich

Die Teilnehmerinnen werden ständig in neue, oft absichtlich unangenehme Situationen gesteckt. Das kann sich für Sie im Krankenhaus ähnlich anfühlen. Die vom Krankenhaus zur Verfügung gestellte Kleidung ist funktional – aber nicht besonders angenehm zu tragen. Machen Sie nicht den Fehler zu denken: „Ach, die paar Tage! Ist doch egal, was ich da anhabe!" Ihr Körper wird wund und geschwächt sein. Sie werden psychisch unter starkem Druck stehen – nicht nur, weil Sie eine schwere körperliche Aufgabe erledigt haben. Sondern vor allem auch deshalb, weil da ein neues Leben sein wird, für das Sie nun verantwortlich sind. Ob es eigenes Nachthemd, Flauschsocken oder eine besonders kuschelige Decke ist: Nehmen Sie jede kleine Wohltat auf dem Weg zur Heilung mit, die Ihnen möglich ist.

8. Beliebige Regeln zu befolgen führt nirgendwohin

Neben Hass gegen den eigenen Körper hat Germany's Next Topmodel Generationen von jungen Frauen vor allem Unterwürfigkeit beigebracht. Heidi Klum war das Supermodel, die anderen nur Möchtegerns – wer diese als gottgegeben inszenierte Hackordnung infrage stellte, wurde ganz schnell als „schwierig" abgestempelt. Heute wissen wir, dass selbst die gehorsamsten von „Heidis Mädchen" nicht von ihrer Unterwürfigkeit profitiert haben. Oder könnten Sie aus dem Stegreif die Gewinnerinnen der vergangenen drei Staffeln aufsagen?

Was bei Klum Posing-Anweisungen sind oder der gebellte Hinweis, sich mal zusammenzureißen, geht im Krankenhaus an die Substanz. Keine Schmerzmittel, ständiges Stillen, Ihr Baby auch mal weinen lassen: Es werden viele Anweisungen auf Sie einschlagen. Viele werden für Sie widersinnig klingen. Fragen Sie bei Unklarheiten nach. Und wenn Sie immer noch nicht verstehen, warum Sie etwas tun sollen, sagen Sie den kürzesten Satz der Welt: Nein. Andernfalls sind Sie vielleicht Germany's Next Top Patientin – von diesem Titel können Sie sich aber erst recht nichts kaufen.

9. Ein anderes Leben ist möglich

Von einigen Kandidatinnen des Germany's Next Topmodel-Universums hat man auch nach Ende ihrer Staffel noch etwas mitbekommen. Nicht, weil sie Supermodels geworden sind. Vielmehr sind sie karrieretechnisch einen Schritt zur Seite gegangen. Statt auf Laufstegen haben sie ihr Glück etwa bei anderen Reality-TV-Formaten gefunden. Medien belächeln das oft. Aber eigentlich ist es ein tröstlicher Gedanke, auch für neue Mamas. Selbst wenn die Zeit im Krankenhaus nicht so läuft, wie Sie es sich vorgestellt haben, selbst wenn es ganz scheußlich ist: Sie können zur Seite treten. Vielleicht ist dafür Ihr Wochenbett eine tolle Zeit. Oder die Phase, wenn Ihr Kind lernt, zu sitzen. Oder wenn es beginnt, zu gehen.

Mutterschaft ist, was Sie draus machen – nicht nur das Gefühl, das Ihnen ein paar Tage Krankenhaus vermitteln.

Bedeutet Effizienz bei Kühlschränken, dass sie weniger Energie verbrauchen, heißt es im Krankenhausalltag, dass immer mehr Patientinnen von nur einer diensthabenden Hebamme betreut werden.

Die Hebamme, (k)eine Freundin und Helferin

Wer auch immer Öffentlichkeitsarbeit für Hebammen macht, dessen Leistung wird hoffentlich in Gold aufgewogen. Kaum ein Berufsstand hat so ein gutes Außenbild wie der der Geburtshelferin. Im hektischen Krankenhaus ist sie ein Ruhepol für Frauen. Sie hat das Wohl der Patientinnen im Auge, wenn Ärzt:innen nur auf nüchterne Werte und Untersuchungsergebnisse schielen. Überhaupt trägt die Hebamme Jahrhunderte Erfahrung mit Frauengesundheit in sich. Soweit ihr Ruf, ach was, der Mythos. Mit der Realität hat das nicht immer viel zu tun, scheinen einige Hebammen doch mit Mutterkreuz in der einen und Globuli in der anderen Hosentasche zu arbeiten.

Mit einem Vertrauensvorschuss, wie ihn nur Unwissende mit sich herumtragen können, ging ich in die Hebammensprechstunde. Das Krankenhaus, in dem ich entbinden sollte, schrieb diesen Termin Wochen vor dem Geburtstermin vor. Die resche Frau vor mir war schnell verärgert, weil ich kein Interesse an Alternativmedizin hatte. Ich war wütend, dass mein Krankenhaus es überhaupt zuließ, dass der Begriff „Alternativmedizin" für Zuckerkugeln und Dampfbäder missbraucht wurde.

Dabei ist mein Krankenhaus bei Weitem keine Ausnahme. Die Mediziner André-Michael Beer und Thomas Ostermann befragten 2002 481 Geburtskliniken zum Einsatz von Komplementärmedizin und Naturheilkunde. Die Resultate zeigen, dass Alternativmedizin längst im medizinischen Mainstream angekommen ist. Akupunktur wurde in 94,1 Prozent der Kliniken angewandt, Homöopathie in 83 Prozent. Sie waren in der Untersuchung die beiden am häufigsten genannten komplementärmedizinischen Verfahren. Um es an dieser Stelle noch einmal sehr deutlich zu sagen: Wissenschaftliche Studien konnten weder für Akupunktur noch Homöopathie eine therapeutische Wirksamkeit feststellen.

Erstmal die Vagina dämpfen

Beweise schienen die Hebamme in meinem Krankenhaus nicht zu interessieren. Bevor ich wütend ihre Sprechstunde verlassen konnte, hatte sie mir einen Zettel in die Hand gedrückt. Darauf waren eine Reihe von „Geburtsvorbereitenden Maßnahmen" gelistet. Akupunktur stand dabei ganz oben, gefolgt von Datteln und Leinsamen als Snacks und einem Heublumendampfbad. Ich sollte viermal wöchentlich eine Schüssel heißen Wassers in meine Toilette stellen, eine Handvoll Heublumen reinwerfen und dann meine Genitalien dämpfen. So sollte meine Beckenbodenmuskulatur weicher und mein Gewebe lockerer werden. Dass diese ganze Dampferei keine nachweisbaren Wirkungen außer einem Verbrennungsrisiko im Intimbereich hat, sagte die Hebamme im Krankenhaus nicht. Auch dass wochenlanges Essen von Leinsamen und Datteln vor allem abführend wirkt, erwähnte sie nicht.

Schamlippen dämpfen, sich mit Nadeln stechen lassen oder natürliche Abführmittel wie Datteln im Müsli: Statt medizinischen Rat hatte die Hebamme mir eine eher sadistische Form der Beschäftigungstherapie verordnet. Lieber wäre mir gewesen, die Geburtshelferin hätte mir die Wahrheit gesagt: „Sie können jetzt nicht wirklich etwas anderes tun, als abzuwarten." Das Verletzungsrisiko für meinen Intimbereich wäre vom Rumsitzen und Daumendrehen deutlich niedriger gewesen.

Dass die Empfehlungen alle einen Hauch von Hexerei hatten, war wohl gewollt. Es stärkt das Bild der Hebamme als weise Frau, die das Wissen hunderter weiser Frauen vor ihr in sich trägt. Für Außenstehende vielleicht ein schönes Bild. Steht man kurz vor der Entbindung, gibt einem ein Zettel mit Kräuter-

Sieben Zuckerkugeln
werden eher
eingenommen
als ein wirksames
Medikament.

Dampf-Anleitungen und Dattel-Tipps wenig Halt – zumindest, wenn einem die Wirksamkeit von Behandlungen wichtig ist. Doch zugegeben: Nicht alle denken so wie ich. Es gibt Gebärende, die sich Homöopathie, Akupunktur und allerlei Komplementärmedizin wünschen. Sieben Zuckerkugeln werden da eher eingenommen als ein wirksames Medikament. Dass selbstständige Hebammen hier liefern, was ihre Kundinnen wollen, ist einerseits verständlich. Andererseits ist es aber verstörend, dass Krankenhäuser dabei mitmachen.

Ausgelaugt und den Hebammen ausgeliefert

Ich schob alle Gedanken an die Hebamme zur Seite. Mein Baby sollte über einen Kaiserschnitt auf die Welt kommen. Dennoch kippte die Situation, als ich ins Krankenhaus kam. Waren es bis zur Geburt des Babys Scharmützel um Behandlungsmöglichkeiten, die ich mir mit Hebammen lieferte, war ich nun klar im Nachteil. Körperlich schwach und psychisch ausgelaugt lag ich auf einer Geburtsstation, die von Hebammen geleitet wurde. Ich hatte das wissend in Kauf genommen. Die Klinik hatte einen guten Ruf. Und ich dachte: Ich habe einen geplanten Kaiserschnitt, von Ärzt:innen durchgeführt. Was soll danach schon schiefgehen? Ich sollte lernen: so einiges. Der Stilldruck, der von allen Hebammen ausgeübt wurde, als würden sie Boni kassieren für jede Frau, die ihr Baby stillt, war das eine. Das andere war das Gefühl, das mir die Hebammen nach der Geburt vermittelten: Ich würde mich bloß anstellen, mich nicht genug anstrengen. Das wurde in mehreren Situationen deutlich. Nach der Kaiserschnitt-Geburt war mir ein Blasenkatheter gelegt worden. Mein Kreislauf war im Keller, den Urinbeutel zu tragen und gleichzeitig zu gehen, erforderte am Tag der Geburt meine ganze Koordinationskraft. Ich konnte deshalb nicht aufstehen und mein Baby wickeln. Ich hatte zu große Angst, umzukippen und es zu verletzen. Als ich deshalb nachts nach einer Hebamme klingelte, damit sie mein vollgepinkeltes, schreiendes Baby wickelt, erklärte die Mitarbeiterin mir, dass sie das nicht die ganze Nacht tun könne. Als das Baby in derselben Nacht weinte und nicht zu beruhigen war, diagnostizierte die Hebamme mit einem Blick, dass es Magenschmerzen hätte und brachte Globuli, die ich dem Kind geben solle. Ich tat es nicht und beruhigte das Baby auch ohne Zauberkugeln.

Das alles liest sich für Außenstehende vielleicht wie Kleinigkeiten. Aber ich war diesen Frauen ausgeliefert. Ich war nicht die schlagfertige Journalistin, die sich mit ihnen über Esoterik zankte. Ich war eine Patientin, die körperlich und psychisch ausgelaugt war und Unterstützung gebraucht hätte. Bekommen habe ich Urteile und eine Handvoll Zuckerkugeln.

Für jemanden, der seine Gefühle recht offen im Internet teilt, habe ich vergleichsweise lange über meine schlechten Erfahrungen mit Hebammen geschwiegen. Ich dachte, ich hätte einfach Pech gehabt. Schienen doch alle anderen über ihre tollen Hebammen zu schwärmen. Erst als ich im engsten Freundinnenkreis anfing, darüber zu erzählen, hörte ich, dass ich nicht allein war. Immer mehr Frauen berichteten von Druck, ungewünschter Alternativmedizin und sogar psychischen und physischen Grenzüberschreitungen von Hebammen in Krankenhäusern.

Es überrascht auch nicht. Schließlich sind Hebammen heute Teil des medizinischen Systems. Konkret heißt das: Genauso wie Ärzt:innen und Pflegepersonal stehen auch Hebammen mittlerweile unter Druck, effizienter zu arbeiten. Laut dem Wiener Hebammengremium betreut eine Hebamme heute bis zu fünf Gebärende allein. Bedeutet Effizienz bei Kühlschränken, dass sie weniger Energie verbrauchen, heißt es im Krankenhausalltag, dass immer mehr Patientinnen von nur einer diensthabenden Hebamme betreut werden. Im Nachhinein wird auch mir klar, dass in den Nächten auf meiner Geburtsstation zwei Hebammen zuständig waren – für alle Frauen und Neugeborenen vor Ort. Dass die Hebamme meinte, sie könne meinem Baby nicht die ganze Nacht die Windeln wechseln, war vielleicht schnippisch formuliert – aber es war auch die Wahrheit. Sie hatte schlichtweg nicht die Kapazitäten dafür.

Weg von der Buchhaltung, hin zu den Patient:innen schauen

Dass es auch anders geht, zeigten mir die Erlebnisberichte von Freundinnen, die eine Hebamme privat gebucht und bezahlt hatten. Zwar berichteten auch sie von esoterischen Tipps und sogar Warnungen vor Impfungen für das Baby. Sie erzählten aber auch von Hebammen, die ihnen während ihrer natürlichen Geburt Sicherheit gegeben und ihren Ängsten und Fragen Raum gelassen hatten. Ein positives Hebammen-Erlebnis muss man sich also erstmal finanziell leisten können.

Das hier ist keine Hassschrift gegen Hebammen – kann es auch nicht sein, weil ich einer Hebamme tatsächlich sehr dankbar bin. Sie hatte Dienst, als mein Kaiserschnitt vorgenommen wurde. Sie ließ mich meinen Kopf auf ihre Schulter legen, als mir die Epiduralanästhesie (PDA) gelegt wurde. Sie war der Mensch, der mir mein Baby zum ersten Mal in meinem Leben zeigte. Diese Frau – mir gegenüber ist sie nie anders als tough und freundlich aufgetreten – ist auch ein Sinnbild, warum Hebammen eben auch nur Menschen sind.

Nach der Geburt meines Kindes lag ich mit meiner neuen, nun etwas größeren Familie im Aufwachraum. Meine Hebamme trug meine Daten in ihren PC ein. Ein zweites Paar wurde hereingebracht. Es hatte gerade Zwillinge bekommen. Ich hörte, wie die Hebamme des Paares mit ihm über die Babynamen sprach. Ich bekam es nur deshalb mit, weil es Verständigungsprobleme zu geben schien und der Mann mehrmals die Zwillingsnamen buchstabieren musste. „Es sind syrische Namen", erklärte er der Hebamme. Sie nickte, drehte sich zum Computer, an dem meine Hebamme gerade die Daten meines Babys eintippte. „Schreib einfach ‚Maria' und ‚Josef'", sagte meine Hebamme und murmelte etwas von komplizierten, ausländischen Namen …

Hebammen sind keine mythischen Wesen, keine Kräuterhexen des 21. Jahrhunderts. Sie können vertrauenerweckend und freundlich sein und gleichzeitig rassistische Züge haben. Sie sind Rädchen in einem medizinischen System, das sich dringend wieder auf die Menschen darin zurückbesinnen muss: Patient:innen und Mitarbeiter:innen. Sich dieser Realität bewusst zu sein, heißt aber nicht sie zu akzeptieren. Mehr Zeit für Hebammen in Krankenhäusern ist genauso wenig ein unrealistischer Traum wie es wissenschaftsbasierte Behandlungen ebendort und herkunftssensible Betreuung im Kreißsaal sind. Es bräuchte nur eine Gesundheitspolitik, die weg von der Buchhaltung und hinein in die Kreißsäle und auf die Geburtsstationen schaut. Irgendwas sagt mir, dass dann auch der Wildwuchs an Komplementärmedizin in Krankenhäusern zurückgeschnitten würde.

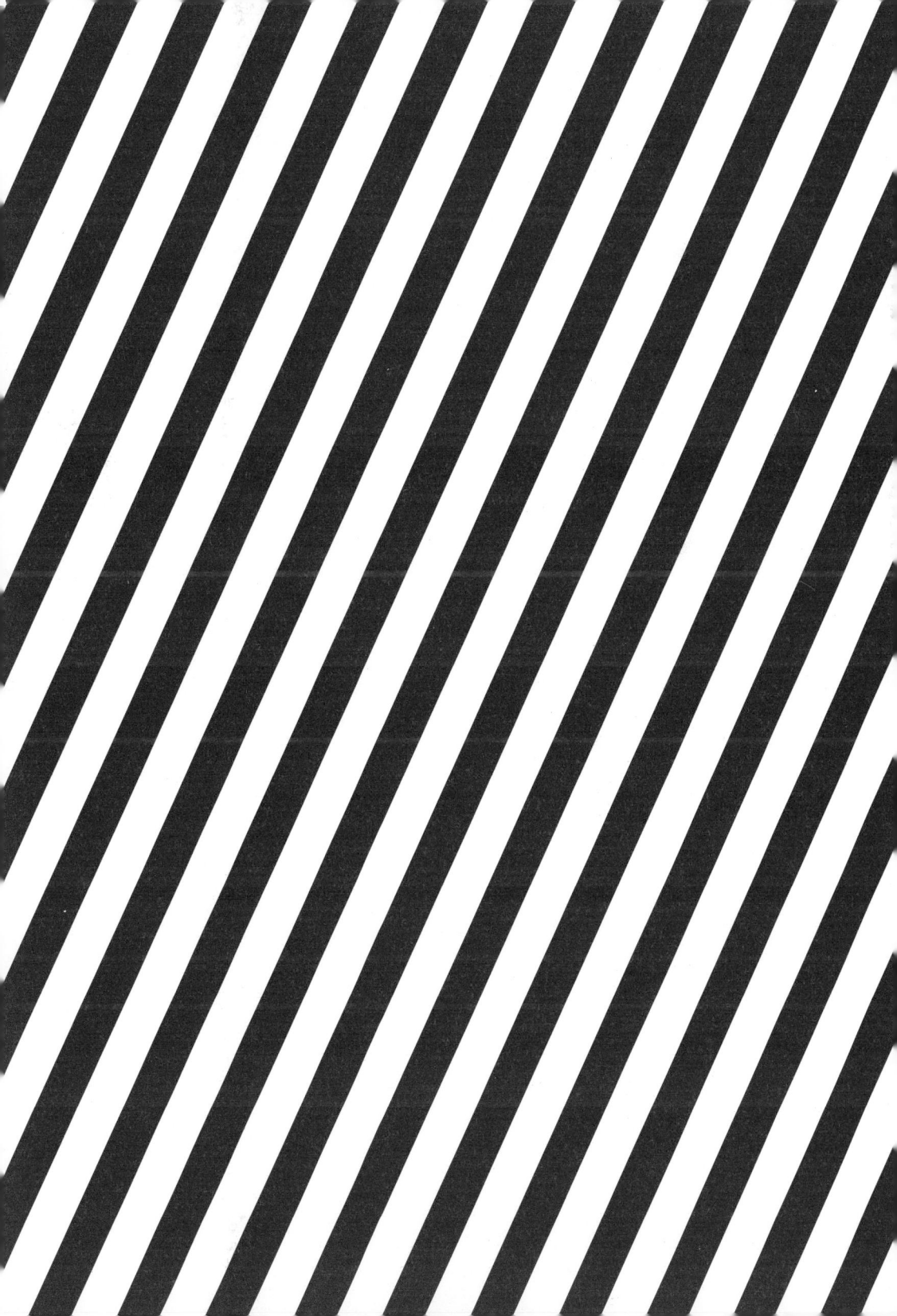

*Eine Wahrheit,
die zwischen all den
Lifehacks und Tipps
zur Planetenrettung
untergeht: Individuelle
Konsumentscheidungen
werden die Umwelt-
katastrophe nicht
abwenden.*

Warum Stoff- windeln nicht das Klima retten

Der Baby-Brei nur aus Bio-Gemüse, Waschlappen statt Feuchttü-cher und die Babykleidung am besten aus Wolle vom Schafbauern nebenan: Wer ein Kind bekommt, muss auch die Welt retten. Wäh-rend die nämlich dank Klimakrise brennt und ertrinkt, ist sich zumindest die Werbeindustrie sicher: Mama richtet das schon – wenn sie richtig einkauft. Dabei kann kein individueller Konsum unsere Welt vor dem Untergang retten. Das heißt aber nicht, dass wir machtlos sind.

Die gute Mutter soll sich sorgen. War es bis vor einigen Jahren noch genug, dass sie sich um ihr eigenes Kind kümmert, muss Mama heute die ganze Welt retten – mit jedem Einkauf ein bisschen. So oder so ähnlich ist zumindest der Konsens, wenn man Frauenzeitschriften, Influencer:innen oder Ratgeber-Literatur glauben darf. Alle sind sich sicher, dass Baby-Feuchttücher „nur im Ausnahmefall" benutzt werden dürfen. Lässt man sich von den klugen Umwelt-Engeln überzeugen, sind Wegwerfwindeln höchstpersönlich schuld an steigendem Meeresspiegel und gleichzeitig saurem Regen. Dass der erste Baby-Brei aus Bio-Zutaten vom Bauernhof um die Ecke kommen muss, versteht sich dabei schon von selbst. Klingt nach ganz schön viel Arbeit? Nicht doch, meine Liebe! Schenkt man all den lieben Ratgebern Glauben, ist das gar nicht so schwierig mit dem mütterlichen Umweltschutz. Mit ein bisschen Ärmel hochkrempeln, Disziplin und vorausschauendem Einkaufen klappt es mit der Umweltrettung.

Alter Wein in neuen, plastikfreien Schläuchen

Ein beliebter Baby-Ratgeber empfiehlt, zwei Baby-Bodys für einen Säugling zu besitzen. Die soll das Baby dann täglich abwechselnd tragen. Die Mutter soll abends immer einen im Waschbecken mit der Hand waschen und über Nacht trocknen lassen. Weil die Mutter so nur zwei Kleidungsstücke bräuchte, könnte sie ja dafür richtig investieren: in zwei Baby-Bodys aus einer Woll-Seidenmischung, die dann insgesamt schlappe 100 Euro kosten. Die Wahrheit, dass die Luxus-Bodys genauso schnell und ungustiös dreckig werden wie die 4,99-Euro-Bodys von H&M, gibt es in diesem Buch kostenlos. Genauso wie die Empfehlung, in jedem Fall mehr als zwei Bodys zu besitzen. Es kommt unter Garantie der Tag, an dem Ihr Baby einen vollgekackt hat, während der andere noch tropfnass im Waschbecken liegt.

Doch auch ohne Produktempfehlung bleibt der Druck auf die Mutter. Wer keine Umwelttipps befolgt, ist in der Logik der Ratgebenden nicht nur eine schlechte Mama, sondern vergiftet gleich mal die ganze Menschheit. Da war einem der Druck vor ein paar Jahrzehnten ja noch lieber, wo es nur darum ging, das eigene Kind nicht völlig zu verkorksen.

So en vogue umweltschützendes Kinderkriegen und -großziehen gerade ist: Es ist alter Wein in neuen, plastikfreien und biologisch abbaubaren Schläuchen. Knapp zusammengefasst sind alle diese Umwelttipps Befehl und Werturteil über Mutterqualitäten gleichermaßen: „Das bisschen Extra-Arbeit sollte dir der Umweltschutz doch wert sein, Mama!" Zugleich spielt es mit Ängsten, die heutzutage wohl jedes Elternteil hat. Es ist heute unmöglich, die Augen vor der immer näher kommenden Klimakatastrophe zu verschließen. Während ich mein Baby nachts in sein Bettchen lege, ertrinkt irgendwo gerade ein anderes Kind im Hochwasser, oder hungert, weil Dürren Ernten zerstören, oder es flieht aus unbewohnbaren Landstrichen. Die Katastrophen kommen dabei nicht nur gefühlt näher. Längst sind es nicht irgendwelche weit entfernten Regionen, in denen Extremwetter wüten. Österreichs Gletscher sind kein ewiges Eis mehr. In Deutschland kämpfen nicht nur im Sommer ganze Landesteile mit Dürre oder

Überschwemmungen; in Europa steigt die Anzahl von Extrem-Wetterereignissen genauso wie die Durchschnittstemperaturen.

Bei so vielen schlechten Umweltnachrichten kommt schnell Hilflosigkeit auf. Stoffwindeln und andere nachhaltige Baby-Produkte zu verwenden, gibt Eltern zumindest das Gefühl, etwas gegen diese Katastrophe zu tun. Aus einem vermeintlich umweltfreundlichen Einkauf werden bald Dutzende und peu à peu ist die To-Do-Liste voll mit Dingen, die es für eine bessere Umwelt zu tun gilt. Abends im Waschbecken Bodys waschen, tagsüber die Waschmaschine mit Stoffwindeln und -Waschlappen füllen, alles natürlich zum Lufttrocknen aufhängen (weil den Trockner einzuschalten, ist des Teufels Lieblings-Haushaltstätigkeit), Gemüse für den selbstgemachten Brei nur unverpackt im Bio-Laden im hippen Szene-Bezirk kaufen und alle Wege mit dem Fahrrad zurücklegen: Wer so viel tut, um die Umwelt zu retten, hat kaum Zeit für was anderes – wie etwa Handlungen, die tatsächlich die Umwelt retten könnten.

Die Weltrettung liegt in Babywindeln

Eine Wahrheit, die zwischen all den Lifehacks und Tipps zur Planetenrettung untergeht: Individuelle Konsumentscheidungen werden die Umweltkatastrophe nicht abwenden. Selbst wenn alle Lesenden dieses Buches ab heute ihre Kinder nur noch nackt herumrennen lassen und sie mit Regenwasser waschen, wird dadurch nicht der Meeresspiegel sinken, werden die Gletscher nicht aufhören zu schmelzen oder auch nur eine Schildkröte weniger an Plastikabfällen im Meer sterben. Doch das heißt nicht, dass wir nichts tun können. Eine Möglichkeit zur Weltrettung liegt in den Windeln Ihres Babys. Wenn Sie die täglich in ein Paket legen und dem Bundeskanzler schicken würden, wäre nach einem Monat mehr für die Umwelt getan als mit all ihren Kaufentscheidungen des vergangenen Jahres zusammen. Vergessen Sie nur nicht, auf Ihr Paket draufzuschreiben, dass Sie erst mit den Zusendungen aufhören werden, wenn endlich strenge Umweltgesetze beschlossen worden sind. Das ist nämlich der tatsächliche Schlüssel zur Rettung der Umwelt: Gesetze, Vorschriften und Regeln für Unternehmen, die so streng sind, dass sich Vorstandsvorsitzende großer Firmen nicht mal trauen zu rülpsen, weil sie Angst haben, gegen Schadstoffwerte zu verstoßen. Es sind nämlich nicht Mütter, die es in der Hand haben, die Welt zu retten. Es sind vielmehr die Chefs von knapp 100 Unternehmen. Sie sind verantwortlich für

71 Prozent des globalen Ausstoßes an CO_2 der Fossilbrennstoffindustrie zwischen 1988 und 2015. Das zeigt der Carbon Majors Report von 2017. Er zeigt auch, dass nur 25 Unternehmen verantwortlich sind für über die Hälfte der Emissionen der Fossilbrennstoffindustrie im selben Zeitraum. Darunter befinden sich börsenorientierte Unternehmen wie ExxonMobil, Shell und BP. Der Report fokussiert sich auf die Produzent:innen fossiler Brennstoffe. Diese sind aber für einen Großteil der menschengemachten CO_2-Emissionen verantwortlich: Allein in den USA waren fossile Brennstoffe 2020 für über 70 Prozent dieser Treibhausgase verantwortlich.

Wenn Ihnen die Lage ausweglos und mein Windel-Paket-Vorschlag zu drastisch, weil zu dreckig ist, dann freut es Sie sicher, zu hören, dass Sie die Umwelt auch ohne Kack-Windel-Pakete retten können: Sie können lästig sein. Entgegen einem erstaunlich weit verbreiteten Glauben heißt das nicht, dass Sie Ihre Umgebung ungefragt mit Umwelt-Tipps nerven sollen. Seien Sie stattdessen dort nervig, wo es am meisten bringt: in der Politik. Kontaktieren Sie Ihre Lokalpolitiker:innen. Nicht nur einmal, sondern so oft, wie es nötig ist, bis Umweltschutz höhere Priorität hat. Schreiben Sie Briefe und E-Mails, rufen Sie an, werden Sie persönlich vorstellig. Denn egal, was Ihnen Magazine, Instagram und die Werbung erzählen: Wir retten die Welt nicht, indem wir unseren Alltag mühseliger machen und uns selbst mit Beschäftigungsprojekten bei Laune halten. Wir retten die Zukunft unserer Kinder auch nicht damit, dass wir die vermeintlich richtigen Dinge kaufen. Die Welt wird ganz unglamourös in Gemeindeversammlungen, Ausschusssitzungen und Wahlen verändert. Das ist weniger fotogen, als fancy Stoffwindeln aus lokaler Produktion zu kaufen, verändert aber tatsächlich die Welt.

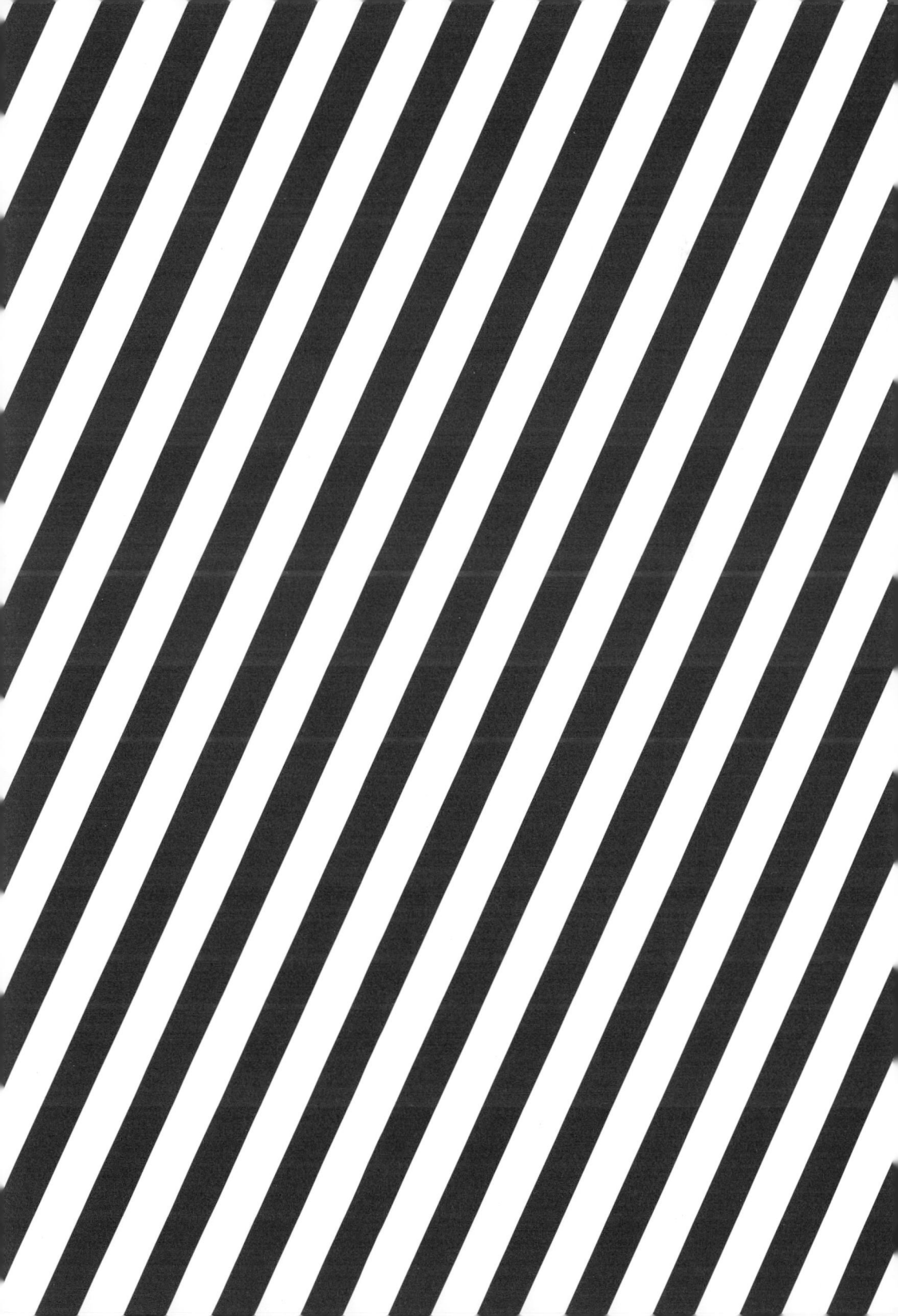

Manchmal müssen Sie aber akzeptieren, dass nicht alle Menschen es gut mit Ihnen meinen.

Die acht Gruppen der Baby-Besser-wisser

Mit Erziehungs-Ratschlägen ist es wie mit Verdauungsbeschwerden: Jeder hat sie irgendwann, aber die anständigen Menschen drücken sie einem nicht ungefragt ins Gesicht. Niemand fühlt diese Wahrheit mehr als Mütter, die es gerade geworden sind. So unterschiedlich die Tipps der Ratgebenden, so gleich scheint ihr Ausgangspunkt: So, wie es die Mutter gerade macht, ist es schon mal unter Garantie falsch. Von solchen Klugscheißer:innen sollte sich keine Mutter verunsichern lassen. Auch dieser ungefragte Ratschlag scheint leichter ausgesprochen als befolgt. Doch die anschließende Übersicht über die verschiedenen Gruppen von Besserwisser:innen hilft Ihnen vielleicht zukünftig bei der seligen Ignoranz gegenüber ungefragten Tipps. Denn wer einmal durchschaut, woher all die vielen Meinungen kommen, kann ihnen leichter ausweichen.

1. Die kinderlosen Besserwisser:innen

Da sitzt man nun mit der Freundin, mit der man gestern noch um Häuser zog und ihr die Haare beim Kotzen hielt. Heute schaut sie pikiert, wenn das Baby sich in einen Heulanfall manövriert hat und partout nicht rausfindet. Gefühlte Millionen Beruhigungsversuche später platzt es aus der Freundin heraus: „Weißt du denn nicht, was es will?!" Ein Satz, ein Urteil: Mama, du hast dein Kind nicht im Griff.

Es ist kein Klischee, es gibt sie wirklich: Menschen ohne Kinder, die einem Erziehungstipps geben. Auf Basis welcher Erfahrungen sie das tun, ist ein großes Rätsel der Menschheit. Was ihnen an Expertise fehlt, machen die kinderlosen Besserwisser:innen mit Überheblichkeit wett. Bei einigen Ansagen schwingt mit, dass ihre hypothetischen Kinder sich niemals so aufführen würden wie das eigene reale. Ihre Babys würden niemals eine Tischdecke inklusive Geschirr vom Tisch zerren. Ihr Spross käme nie auf die Idee, während eines wichtigen Gesprächs zu schreien. Überhaupt hätten sie das alles viel besser im Griff und wären viel weniger gestresst.

„Das schau ich mir gerne an, wie du das besser machst!", will man diesen Besserwisser:innen entgegenschreien. Und tut es doch nie. Das Einzige, was diese Menschen wirklich überzeugen würde, sich mit klugen Ratschlägen zurückzuhalten, ist Empathie. Und die kann man ihnen nicht in die Knochen brüllen.

2. Die Egozentrischen

Bei einigen Besserwisser:innen geht es weniger darum, dass sie die Sache mit der Kindererziehung besser machen würden als man selbst. Vielmehr sind ihre Hinweise ein Versuch, die kleinen Aufmerksamkeitsdieb:innen ruhigzustellen. Lenkt das Kind doch zu sehr vom eigentlichen Mittelpunkt der Unterhaltung ab: den kinderlosen Egozentriker:innen selbst.

Wenn der Freund, der auf eine Million unterhaltsame Arten von seinen Liebeseskapaden erzählen kann, fragt, ob das Baby denn etwa schon wieder gestillt werden muss, meint er das nicht kritisch. Er will vielmehr, dass Sie Ihre volle Aufmerksamkeit ihm und seinen Erzählungen schenken – und nicht dem zappelnden Baby auf Ihrem Arm.

Sie können diesen Menschen ihren Wunsch erfüllen: Sie schenken ihnen Ihre ungeteilte Aufmerksamkeit, wenn das Baby von jemand anderem betreut wird. Das ist per se kein Problem. Es bedeutet aber ziemlich sicher, dass Sie diese Freunde zumindest in der ersten Zeit als Mutter seltener sehen werden. Alternativ können Sie die Wahrheit sagen: Das Baby ist jetzt erst mal Ihr Sidekick.

Das unterbricht im schlimmsten Fall eine Freundschaft. Im besten Fall erweitert es sie aber. Denn wenn Ihr Freund seine amourösen Abenteuer wirklich spannend erzählt, zieht er auch das Baby in seinen Bann.

3. Die, die da mal was gelesen haben

Eigentlich sind sie eine Untergattung der besserwisserischen Kinderlosen. Doch die Menschen, die da mal was zu Kindererziehung gelesen haben, müssen allein wegen ihrer Impertinenz eine eigene Kategorie bilden. Wenn Sie dieser Gruppe von Ihrem Kind erzählen, fallen diesen Ratgebenden nämlich plötzlich die merkwürdigsten Dinge ein, die sie irgendwo mal aufgeschnappt haben.

Ihr Baby weint? „Ich hab auf TikTok gesehen, dass es aufhört, wenn du es anzischst!"

Das Kind will partout seinen Brei nicht essen? „Dazu hab ich ein Video gesehen! Man soll ihm Früchte direkt in die Hand geben!"

Der Säugling schläft nachts nicht durch? „Du musst ihn ganz fest einpacken. Das hat eine Arbeitskollegin mal erzählt, und ihre Schwägerin ist Hebamme."

Jemandem mal irgendwo gehörte Ratschläge an den Kopf zu schmeißen, funktioniert vielleicht bei verstopften Abflüssen. Jemandem gefährliches Halbwissen beim Thema Kinder aufdrücken zu wollen, ist respektlos und im schlimmsten Fall gefährlich. Die Dos und Don'ts in Sachen Säuglinge schnappt man nicht nebenbei auf. Es ist ein Thema, das Recherche und Expertise erfordert. Überhaupt muss nicht auf jede Erzählung mit einem Ratschlag geantwortet werden. „Puh, das muss wirklich hart sein!" hilft immer mehr als ein pseudo-hilfreicher „Tipp".

4. Die verzweifelten Teilenden

Wo wir gerade beim richtigen Zuhören waren: Die nächste Gruppe zwingt Sie mehr oder minder in die Rolle des Zuhörenden. Das Gegenstück zu den kinderlosen Aufschnapper:innen sind nämlich die verzweifelten Teilenden. Diese Gruppe hat selbst Kinder, die etwas älter sind als Ihres. Erzählen Sie in ihrer Gegenwart etwas von Problemen, geben diese Menschen Ihnen Ratschläge, um dann selbst einen Monolog über ihre Leiden zu starten. Hat Ihr Kind zum Beispiel abends Schwierigkeiten, einzuschlafen, wird Ihnen ein verzweifelt Teilender erzählen, dass bei seinem Baby immer ein Glas Milch geholfen hat. „Aber dann hat es nie durchgeschlafen. Mitten in der Nacht mussten wir ihm die Windeln wechseln. Und wir hatten ja diese Stoffwindeln. Ich habe die ersten Jahre nur Windeln gewaschen! Und mein Mann hat nie geholfen. Immer blieb alles an mir hängen."

Sie merken: Diese Ratgebenden wollen gar nicht so sehr ihr Wissen teilen, wie sie ihr Leiden ausbreiten wollen. Das kann man selbstvergessen nennen. Aber vielleicht finden Sie einen Funken Mitleid für diese Menschen in sich. Es ist traurig, dass diese Eltern etwas durchgemacht haben, dass sie nicht mehr loslässt.

5. Die unsicheren Überzeugten

Möglicherweise haben Sie am Ende sogar ein bisschen Mitleid übrig. Das können Sie direkt für die nächste Gruppe der Ratgebenden aufsparen: die unsicheren Überzeugten. Wo bei den verzweifelten Teilenden der Rat nur eine Nebenrolle in ihrer Erzählung spielt, ist der Ratschlag für die unsicheren Überzeugten die Basis all ihres Handelns.

Wenn Sie etwa als Schwangere darüber sprechen, dass Sie nicht sicher sind, ob Sie stillen sollen, werden Ihnen unsichere Überzeugte einen Impulsvortrag inklusive Tanzeinlage halten. Im Zentrum wird dabei stehen, dass das Stillen das Bestmögliche für Ihr Kind ist. Studienergebnisse werden zitiert werden, als hätte Ihr Gegenüber einen Doktor in Stillologie mit Nebenfach Busen gemacht. Erst wenn Sie nachfragen, kommt raus: Natürlich war es für die Stillende schwierig. Zuerst kam keine Milch, dann entzündeten sich die Brustwarzen und ständig den Busen rauszuholen war auch nicht immer angenehm. Und ja, es belastet die Ehe schon, dass *er* jede Nacht durchschlafen kann und *sie* seit sechs Monaten schläft wie ihr Baby: in Intervallen von drei Stunden, unterbrochen von Weinkrämpfen. Aber Stillen war auf jeden Fall das Beste – fürs Baby.

Sie merken: Die Überzeugung dieser Ratgebenden hat wenig mehr zu bieten als anekdotische Evidenz und verdammt viel Meinung. Dahinter versteckt sich die Unsicherheit, die alle Eltern kennen: Mache ich das überhaupt richtig? Habe ich das Leben meines Kindes jetzt schon verkackt? Wenn Sie Glück haben, verrutscht die Selbstsicherheit Ihres Gegenübers – und Sie finden eine verbündete Person, mit der Sie über Ihre eigenen Unsicherheiten sprechen können.

6. Die bösartigen Fragenden

Manchmal müssen Sie aber akzeptieren, dass nicht alle Menschen es gut mit Ihnen meinen. So kippen manche unsicheren Überzeugten in eine Richtung, aus der es kein Zurück mehr zu geben scheint. Sie werden dann zu bösartigen Fragenden. Sie erkennen diese Gruppe daran, dass ihre Ratschläge immer nur hinter Fragen versteckte Kritik sind. So wird Ihnen diese Gruppe nie sagen, dass sie Sie verurteilt, weil Sie Ihr Baby mit Baby-Brei aus dem Glas füttern. Stattdessen werden Sie hören: „Warum kochst du denn nie fürs Baby?" Egal wie überzeugt Sie von Ihrer Entscheidung sind: Die Frage drängt Sie in eine Position der Rechtfertigung. Doch bevor Sie anfangen, nach Gründen, Entschuldigungen und Ausflüchten zu suchen, denken Sie daran: Hier hat Ihnen jemand, den Sie nicht mal nach einer Meinung gefragt haben, ein Urteil ausgehändigt. Die beste Antwort ist ein Schulterzucken. Wenn Sie doch mal diskutieren wollen, greifen Sie auf eine Redewendung zurück, die in meiner bosnischen Familie mittlerweile zum Alltagswortschatz gehört: „Damit Idioten etwas haben, über das sie sich wundern können."

7. Ältere Mütter

Über allen bisher genannten Besserwissenden steht eine eigene Gruppe, die auf alle neuen Mütter herabblickt. Sozioökonomisch haben die Menschen in dieser Ratgeber-Gruppe nicht viel gemein – außer zwei Dingen: Sie sind Mütter und ihre Kinder sind schon erwachsen. Mit jedem Blick lassen diese Frauen durchscheinen, dass sie in Sachen Kinder schon alles gesehen, gehört und vor allem durchlebt haben. Ein Teil von Ihnen will diesen Frauen und ihren Ratschlägen blind vertrauen. Es wäre perfekt: Endlich gäbe es Tipps, die erwiesenermaßen funktionieren. Aber das Gemeine ist: Solchen Rat gibt es in Sachen Babys und Kinder leider nicht. Allein schon deshalb, weil jedes Kind anders ist. Aber auch, weil sich Zeiten ändern. Ein Sprichwort besagt, dass man nie zweimal in denselben Fluss steigt. So kann man sich nie zweimal auf dieselbe Weise um Kinder kümmern. Vor zehn, zwanzig oder mehr Jahren war die Welt eine andere. Alkohol, Nikotin in der Schwangerschaft und Babyweinen als Lungenstärkung sind nur ein paar Themenfelder, in denen sich in den vergangenen Jahrzehnten einiges gedreht hat. Wirklich erfahrene Mütter wissen das auch und würden sich nie dazu hinreißen lassen, auf Sie als neue Mutter herabzublicken. Stattdessen würden sie auf Augenhöhe mit Ihnen sprechen – nicht über Tipps, sondern wie man mit der ständigen Unsicherheit umgeht.

8. Ältere Väter

Das Gegenstück zur herabblickenden, erfahrenen Mutter ist der ältere Vater. Er hat auch erwachsene Kinder, sich aber nie wirklich um sie gekümmert. Das konnte seine Frau nämlich viel besser. Trotz mangelnder Erfahrung weiß der ältere Vater aber: „Früher haben wir uns da nicht so viele Gedanken gemacht und die Kinder sind trotzdem was geworden!" Was Karl, Franz, Herbert oder wie sie sonst alle heißen, tatsächlich meint: Meine Frau hat sich sehr viele Gedanken gemacht. Ich war arbeiten/vor dem Fernseher/jedenfalls nicht da. Denn zu jedem älteren Vater, der heute irgendwas von der guten alten Zeit faselt, gibt es eine ältere Mutter, die in erstaunlich lebendigen Bildern beschreiben kann, wie anstrengend die Erziehung ihrer Kinder war. Reden Sie lieber mit der.

Zu jedem älteren Vater, der heute irgendwas von der guten alten Zeit faselt, gibt es eine ältere Mutter, die in erstaunlich lebendigen Bildern beschreiben kann, wie anstrengend die Erziehung ihrer Kinder war.

Meine Mutter hat mir als Erwachsene beigebracht, dass es Solidarität und Zusammenhalt sind, die davor bewahren, am Muttersein zugrunde zu gehen.

Gemeinsam einsam mit dem Baby: Wenn der Partner zurück zur Arbeit geht

Als ich jünger war, hatte ich viele dumme Ideen übers Kinderkriegen, aber eine Vorstellung war erstaunlich hellsichtig. Immer, wenn es um das Thema Nachwuchs und Familie ging, sagte ich: „Kinder bekomme ich nur, wenn ich mir ein Kindermädchen leisten kann!" Heute beschäftige ich keine Person, die mein Kind hütet. Dafür halte ich aber den Großteil meiner Tage ein Baby im Schoß und denke: Mein jugendliches Ich hatte recht – aber anders, als ich damals dachte.

Meine Schwestern sind der Grund, warum ich sehr früh ein klares Bild von der Arbeit hinter Kindererziehung hatte. Eltern, die aus finanzieller Notwendigkeit beide viel arbeiteten, und ein Altersunterschied von sehr vielen Jahren: Mehr brauchte es nicht, um mich zu einer Mutterfigur zu machen. Umgekehrt wurden die beiden für mich eine Art Fenster, durch das ich sehen konnte, wie anstrengend Mutterschaft ist. Während andere Freundinnen – es waren nur Mädchen – davon fantasierten, wie idyllisch ihr Leben mit ihren zukünftigen Kindern mal sein würde, wusste ich, dass Familie Arbeit bedeutete.

„Schlaf, wenn das Baby schläft!"

Über zwanzig Jahre später war ich erwachsen, meine Schwestern längst Freundinnen und keine Kinder mehr, die ich zu behüten hatte. Wahrscheinlich ist es dieser zeitliche Abstand, der die Spitzen der Anstrengung abschliff und die schönen Momente noch weicher zeichnete. Ich faselte immer noch nichts von Baby-Idylle, aber ich gestehe: Manchmal tagträumte ich von einem Baby, das sich an mich kuschelte. Dann wurde ich schwanger. To-Dos, Kalendereinträge, Packlisten: Wohl wissend, dass das Baby viel Arbeit sein würde, versuchte ich mit Organisation und Planung dagegenzuhalten. Mein Mann und ich besuchten sogar ein Seminar zum Thema Mutterschutz und Elternzeit. In einem Kalender trug ich mit einem Lineal und verschiedenen Farben ein, wann wer mit dem Kind zu Hause sein würde, damit wir möglichst viel Zeit mit ihm verbringen konnten. Profis ahnen jetzt schon unseren Fehler: Wir hatten keine Überlappungen eingeplant. Und so saß ich nach drei Wochen, die mein Mann am Anfang an Urlaub genommen hatte, mit dem Baby plötzlich allein zu Hause.

Wenn Sie denken, Wie schwierig kann das schon sein?, oder sogar etwas von „Mutterinstinkten" brummen, lesen Sie bitte die nächsten Sätze ganz genau. Keine Sorge, ich werde nicht im Detail auflisten, welche Dinge alle zu erledigen sind. Das würde den Rahmen dieses Buches sprengen. Lassen Sie mich stattdessen über die Auswirkungen einer Geburt auf die Gefühlswelt sprechen. Mein Baby kam auf die Welt und ich hatte das Gefühl, jemand war gestorben. Wenn Sie den Vergleich geschmacklos finden, tut es mir leid. Aber niemand hatte mich vorgewarnt, wie sehr mich die simple Erkenntnis erschüttern würde, dass ich nun Mutter war. Was mich am meisten erschreckte, war die Absolutheit des Ganzen: Es gab keine Rückkehr, keinen Trick 17, der mein altes Leben zurückbringen würde. Kurzum: Da war ein neuer Mensch, mein Baby. Aber auch ich war neu: Ich war Mutter und das hieß vor allem, dass ich mich ständig kümmern musste. Denn Säuglinge sind nichts anderes als winzig kleine Pflegefälle: Man muss sie wickeln, füttern, baden und bespaßen – ständig. So war ich Wochen nach der Geburt körperlich und psychisch erschöpft von einer massiven Lebensverände-

Wenn Sie denken,
Wie schwierig kann
das schon sein?, oder
sogar etwas von
„Mutterinstinkten"
brummen, lesen Sie bitte
die nächsten Sätze
ganz genau.

rung – und gleichzeitig ständig gereizt, weil ich mit dem Kind immer allein war. „Schlafen, wenn das Baby schläft", war dabei der nutzloseste Ratschlag. Denn als das Baby schlief, wuschen sich die Fläschchen nicht von selbst, bereitete sich die nächste Mahlzeit nicht von Zauberhand zu und ich wachte auch nicht frisch geduscht aus einem Nickerchen auf. Ich begann in den Wochen nach der Geburt das Alleinsein zu verfluchen. Niemand war darüber überraschter als ich selbst. Vor dem Baby war ich das, was meine Schwestern liebevoll eine „soziale Schildkröte" nannten. Mein schlimmster Albtraum ist, zu Beginn einer langen Zugreise einen Bekannten auf dem Bahnsteig zu treffen und mich dann mit ihm unterhalten zu müssen. Selbst die schwierigsten Aufgaben würde ich immer lieber allein als im Team erledigen. Die größte Liebeserklärung an meinen Mann: mit ihm zusammen zu sein ist so, als wäre ich allein – ich kann ich selbst sein und schöpfe in seiner Gegenwart Kraft.

Meine bosnische Familie rettete mich

Doch mit dem Baby war ich nicht auf diese Art allein. Stattdessen hatte ich das Gefühl, morgens in den Tag zu starten und gegen Abend geistig so dünn zu sein, dass ich zu keiner Unterhaltung fähig war. Es wurde nicht besser dadurch, dass mir die Welt um mich herum eintrichtern wollte, dass das Wochenbett dazu da war, sich einzugewöhnen – ohne andere Menschen. Wer auch immer diesen Glauben in die Welt entlassen hat, genießt hoffentlich das Glück, nie in einer Notlage alleingelassen zu werden. Um bei der Pflege-Analogie von oben zu bleiben: Angenommen, ein Freund von Ihnen müsste plötzlich die Vollzeit-Pflege eines Angehörigen übernehmen. Würden Sie ihn dann alleinlassen? Würden Sie sagen „Gute Eingewöhnung!" und sich dann erst nach ein paar Monaten wieder melden? Bei neuen Eltern scheint dieses Verhalten aber in Ordnung zu sein. Zumindest bei einem Teil der Gesellschaft.

Meine bosnische Familie tickte da anders. So hatte meine Mutter schon vor der Geburt angekündigt, ein paar Tage vorbeikommen zu wollen, um mir mit dem Baby zu helfen. In Österreich sozialisiert, war mir der Gedanke zuerst unangenehm. Ich hatte alle Hände voll zu tun mit meinem neuen Leben als Mutter. Wie sollte ich da noch meine Mama reinquetschen? Es stellte sich aber heraus: Es gab nichts zu quetschen. Stattdessen war meine Mutter einfach da, tagelang. Sie kochte, sie räumte auf, sie spielte mit meinem Kind. Am dankbarsten war ich aber tatsächlich dafür, dass sie mir Gesellschaft leistete. Als sie wieder nach Hause fuhr, hätte ich sie am liebsten gebeten, bei mir einzuziehen.

Hilfe für Mütter wurde zur Ware

Als Jugendliche hatte ich gedacht, dass bezahltes Personal der Ausweg aus der Überforderung beim Kinderkriegen sei. Meine Mutter hat mir als Erwachsene beigebracht, dass es Solidarität und Zusammenhalt sind, die davor bewahren, am Muttersein zugrunde zu gehen. Ich erkannte, dass andere diese Erkenntnis schon viel früher gehabt hatten. Ich verstand plötzlich, warum es so vielen neuen Eltern um mich herum wichtig gewesen war, in die Nähe ihrer Familien zu ziehen: weil sie ihnen halfen. Ich verstand auch, dass die, die diese Ressource nicht anzapfen konnten, auf sich selbst und damit auf ihre finanzielle Stärke zurückgeworfen waren. Was abstrakt klingt, heißt: Wer keine hilfsbereite Familie in der Nähe hat, muss für Hilfe zahlen. Statt Solidarität in Familien und außerhalb zu fördern oder überhaupt erst zu ermöglichen, hatten wir als Gesellschaft gegenseitige Hilfe zu einer Ware gemacht. Dass ich das durchschaut hatte, machte nichts besser. Im Gegenteil. In meiner Einsamkeit mit dem Baby wurde ich immer wütender. Ich fragte mich, warum das Elternzeitmodell in Österreich, aber auch Deutschland, darauf ausgelegt war, dass immer nur ein Elternteil beim Kind blieb. Warum war es selbstverständlich, dass Männer nach der Geburt ihres Kindes so bald schon wieder zur Arbeit gingen? Wieso heißt es, es brauche ein Dorf, um ein Kind großzuziehen, nur dann, wenn es darum geht, dämliche Ratschläge auszuteilen – aber nicht, wenn ein Kind in den Schlaf gewiegt, in der Nacht gefüttert oder bei Krankheit umsorgt werden muss?

Care-Arbeitende machen keine Politik

Die Antwort war: Weil es auch so funktionierte, nur eben auf Kosten der Mütter. Es gibt zwar mittlerweile einen öffentlichen Diskurs zur Mehrfachbelastung, zu Mental Load und Equal Care. Die bittere Wahrheit ist aber, dass diese Gespräche großteils von ein paar Müttern für ein paar Mütter geführt werden. Ein Gutteil der Gebärenden diskutiert nicht – er arbeitet sich in Grund und Boden. Und wer will es Müttern, gerade von Babys und Kleinkindern, verdenken, wenn sie nach mehr Care-Arbeit, mehr Kindererziehung und körperlicher Erschöpfung nach der Geburt keinen Nerv für politische Diskussionen haben? Dabei wird Politik eben von denen gemacht, die auftauchen, wenn diskutiert und beschlossen wird. Das sind aber selten Menschen, die Care-Arbeit leisten – sie sind schlichtweg zu beschäftigt damit, sich zu kümmern. Und so stagniert die Familienpolitik weiterhin. Statt endlich systematische Entlastungen für Gebärende und ganze Familien zu schaffen, gibt es kleine Veränderungen. In Österreich bekommen zum Beispiel Paare seit 2017 mehr Geld, wenn auch der Vater in Karenz, also Elternzeit, geht. Dafür reichen dann auch schon zwei Monate. Dass das Baby danach nicht fertigerzogen und bereit für das Leben ist: geschenkt. Sogar diese Mindestanforderung erfüllen nur die wenigsten Väter. Im September 2022 haben in Österreich acht von zehn Vätern kein Kinderbetreuungsgeld bezogen, waren also nicht in Karenz.

Diese Lücken, die der Staat hinterlässt, füllen Menschen privat auf: Sie bezahlen Dienstleister:innen. Sie ziehen in die Nähe ihrer Familien. Sie weben eigene Sicherheitsnetze, wo eigentlich der Staat eine sanfte Landung garantieren sollte.

Der letzte Absatz dieses Textes soll aber nicht dem Zynismus, sondern der Hoffnung gehören. Wann immer ich mich bei meiner Mutter bedanke – und das tun mein Mann und ich sehr oft –, schüttelt sie den Kopf. Sie erzählt, dass mein Vater und sie wegen Krieg und Flucht ihre Kinder allein und fern aller Sicherheit aufziehen mussten. Sie erzählt von Ratlosigkeit, Überforderung – und Einsamkeit. „Niemand hat mir geholfen", sagt sie dann und fügt immer hinzu: „Aber dafür gibt es jetzt mich." Sie hilft uns weiter. Und weiter. Wenn ich ihr zusehe, verschwindet die Wut in mir. Stattdessen erfüllt mich Wärme und Hoffnung. Ich versuche, beide Gefühle in mir zu bewahren und sie weiterzugeben – hoffentlich auch dann, wenn mein Kind längst erwachsen ist.

Nichts an meinem Körper schrie Catwalk, vielmehr krächzte er um Erbarmen.

Geburts-verletzungen und Rückbildung: Der After-Baby-Body, eine Ruine

Nach der Geburt meines Kindes passierte etwas, das ich für un-möglich gehalten hatte: Ich hasste Heidi Klum noch mehr. Verab-scheute ich früher ihre Rolle als „Model-Mama" bei Germany's Next Topmodel, die einer ganzen Generation an jungen Frauen Body Issues verpasste, war es ein anderer ihrer Jobs, der mich nach der Geburt unter Druck setzte.

Bei Germany's Next Topmodel spielte Heidi Klum die Rolle des erfolgreichen Supermodels, das junge Nachfolgerinnen sucht. In der Realität demütigte Klum Staffel für Staffel junge Frauen mit immer irrsinnigeren Aufgaben – ohne dass je eine der Staffel-Siegerinnen auch nur annähernd an Klums Erfolg herange-kommen wäre. Egal, wie absurd die „Challenge" war: Klum entblödete sich nicht, Kandidatinnen zum Baucheinziehen zu animieren oder ihre Körperhaltung zu kritisieren. Ihre Grausamkeit war Teil der Show. Hieß es doch, dass Klum „ihre

Mädels" so auf das harte Model-Business vorbereiten wolle. Da keine der Teilnehmerinnen Topmodel wurde, war Klums Gehässigkeit aber reiner Selbstzweck.

Klum sagt: „Man kann nicht zu früh zu viel tun" für den After-Baby-Body

Als ich mit 33 Jahren ein Baby auf die Welt gebracht habe, wähnte ich mich Meilen entfernt von Klum und ihrer Modelsuche. Die letzte Folge Germany's Next Topmodel hatte ich vor Jahren gesehen. Damals hatte ich mich selbst mit den Models verglichen und immer einen kleinen Stich gespürt, weil mein Körper nichts mit denen im Fernsehen gemein hatte. Viele Jahre später hatte ich Frieden mit meinem Körper geschlossen – dachte ich. Als mein Baby fünf Wochen alt war, schossen mir trotzdem Bilder von Heidi Klum durch den Kopf. Ich sah Klum mit Engelsflügeln. Das war keine Nahtod-Erfahrung oder Halluzination; es war eine Erinnerung an das Jahr 2009. Klum lief damals für die Unterwäschemarke „Victoria's Secret" über den Laufsteg. So weit, so unspektakulär, war es doch schließlich Klums Job. Besonders war vielmehr, dass Klum eben diese Arbeit nur fünf Wochen nach der Geburt ihres vierten Kindes tat. Sie habe laut eigenen Aussagen bei dem Auftritt noch knapp zehn Kilo zu viel gewogen, aber bereits mit einer Trainerin gearbeitet. „Man kann nicht zu früh zu viel tun", sagte Klum damals. Diese Härte richtete Klum bei Germany's Next Topmodel gegen Kandidatinnen und deren Körper. Das hatte Folgen – auch für Zuseher:innen. Das Internationale Zentralinstitut für das Jugend- und Bildungsfernsehen (IZI) sprach 2015 mit 241 Jugendlichen und jungen Erwachsenen. Sie litten alle an Essstörungen, der Großteil der jungen Menschen lebte mit Magersucht. Die Befragung zeigte: Die Klum-Sendung begünstigte Essstörungen. Knapp ein Drittel der Befragten gab an, dass Germany's Next Topmodel einen sehr starken Einfluss auf ihre Erkrankung gehabt habe. Ein weiteres Drittel sah ihre Erkrankung immerhin leicht von der Modelsuche im Fernsehen beeinflusst. Die Studienleiterin nannte insbesondere jene Szenen problematisch, in denen bestimmte Körpermerkmale ganz genau begutachtet würden. Etwa wenn Kandidatinnen vor dem Spiegel stehen und erzählen, wo sie überall viel zu dick seien. Oder wenn Klum die Kandidatinnen kritisiert. Laut den Studienautor:innen wurden andere Sendungsformate deutlich seltener mit Essstörungen in Verbindung gebracht.

An Klums Kritik an den Teilnehmerinnen dachte ich, als ich mich Tage nach der Geburt meines Babys im Spiegel ansah. Nichts an meinem Körper schrie Catwalk, vielmehr krächzte er nach Erbarmen. Ich hatte das Gewicht, das ich in der Schwangerschaft zugenommen hatte, nicht verloren. Mein Teint war durch Erschöpfung und Schlafentzug einen Tick zu weit in Richtung Wasserleiche gerutscht. Außerdem schaffte ich es seit der Geburt kaum, mich in Ruhe zu duschen, geschweige denn mich irgendwie zu stylen. Wie vor vielen Jahren spürte ich den Stich, den ich beim Schauen von GNTM gespürt hatte: Mein Körper war nicht gut genug, nicht mal ansatzweise. Da draußen gab es Frauen, die viel fitter aussahen. Heidi Klum hatte sogar gemodelt.

Wo waren die richtigen Infos zum After-Baby-Körper?

Ich hätte diesen negativen Gedanken vielleicht länger nachgehangen. Tatsächlich hatte ich aber in den Wochen nach der Geburt bald größere Probleme mit meinem Körper als sein Aussehen. Ich fühlte mich lange Zeit wie ein Haus, in dem man wahllos die Hälfte der Wände eingerissen hatte. Ich konnte nicht mit meinem Baby spazieren gehen, ohne mich nach einer Sitzmöglichkeit umzusehen. Zu oft bekam ich Seitenstechen oder Rückenschmerzen. „Völlig normal", nannte das meine Ärztin. Einige Freundinnen, die bereits geboren hatten, erzählten, dass es bei ihnen bis zu einem Jahr gedauert hatte, bis ihr Körper sich wieder anfühlte „wie vorher". Und das waren die, die Glück gehabt hatten. Denn nicht wenige andere erzählten, dass ihr Körper sich nie wieder anfühlte wie davor. Sie erzählten von Dammschnitten, Scheiden- und Dammrissen. Sie sprachen von Problemen, ihren Urin zu halten, von mehreren Operationen, die nach Geburtsverletzungen notwendig waren, von einem komplett veränderten oder zum Erliegen gekommenen Sexleben. Ohne es zu wissen, folgte ich Heidi Klums Motto, möglichst früh zu trainieren. Dabei ging es mir aber nicht um schlanke Beine, Bauch und Po. Ich begann mit der Rückbildungsgymnastik. Dabei hoffte ich, so schneller wieder zu einem normalen Körpergefühl zurückzufinden. Wenn das Baby schlief, rollte ich eine Yoga-Matte aus und folgte Anleitungen zum richtigen An- und Entspannen meiner Bauchmuskeln. Der schwierigste Teil war für mich aber immer am Ende der Trainingseinheit. Ich lag auf dem Rücken und konnte mit meiner Hand meine Rektusdiastase ertasten: die Stelle, an der meine geraden Bauchmuskeln noch von der Schwangerschaft auseinanderklafften.

Wenn ich so dalag und meine Finger in die Lücke legen konnte, die in meinem Körper nach dem Baby geblieben war, fragte ich mich, warum ich nicht mehr darüber gewusst hatte. Warum war das Bild vor meinen Augen Heidi Klum auf dem Laufsteg und nicht eine andere Frau bei der Rückbildungsgymnastik? Warum musste ich mir die Informationen zu meinem veränderten Körper, möglichen körperlichen Folgen einer Geburt und der Rehabilitation meines Körpers mühevoll zusammensuchen?

Körpergefühle gehören nicht der Diätindustrie und Heidi Klum

Die Antwort kam mir, als ich durch Instagram scrollte. Eine Influencerin zeigte ihren Bauch in die Kamera. Er war weich; sie war blass und sah müde aus. Auch ohne Caption hätte ich gewusst: Sie hatte vor Kurzem entbunden. Und tatsächlich schrieb sie, wie schwer es ihr falle, diese Fotos zu teilen. Dass sie mit ihrem Körper so kurz nach der Geburt haderte.

Ich ärgerte mich. Nicht die Influencerin und ihre Erfahrungen machten mich wütend. Sprach sie doch öffentlich ein Gefühl an, das auch ich gespürt hatte: Scham über den eigenen, scheinbar unförmigen Körper. Vielmehr war ich wütend darüber, dass wir zuerst und vor allem über das Aussehen unserer Körper sprachen, statt darüber, wie wir uns so kurz nach der Geburt in ihnen fühlten.

Wir waren damit sicher nicht allein. Viele Frauenzeitschriften werben heute noch mit Diäten für den perfekten After-Baby-Body in nur wenigen Wochen. Dabei dreht sich alles nur um gutes Aussehen. Nach knapp neun Monaten Schwangerschaft, einer Geburt und Wochenbett sollte es aber nicht nur um sichtbare Fickbarkeit gehen. Wo blieb die Aufklärung? Berichte darüber, wie sich der Körper einer Frau veränderte – während und nach der Schwangerschaft. Wie heilt ein Körper nach einer Entbindung – und wie kann ich als Frau diesen Prozess unterstützen? All diese Themen und Fragen haben keinen Platz. Dabei betrafen diese Dinge so viele Frauen. Doch sogar wenn Zeitschriften und Magazine einen Bogen um diese offenbar unsexy Gebiete machen: Warum werden diese Wissenslücken nicht in Schulen gefüllt? Aufklärungsunterricht sollte viel mehr umfassen als rein, raus, Spermium trifft Ei. Eine umfangreiche Bildung um die Themen Empfängnis, Verhütung, aber auch Schwangerschaft würde allen Menschen guttun, nicht nur denen, die schwanger werden können. Es würde Verständnis schaffen, für Schwangere, aber auch für frischgebackene Mütter. Wenn es das Thema und die Begriffe Stützapparat, Rektusdiastase oder Beckenbodentraining dann trotz ihrer maximalen Sperrigkeit auch in die Presse schaffen: umso besser. Die Diskussion um den Körper nach einer Schwangerschaft ist zu wichtig und betrifft zu viele Frauen, um sie der Diätindustrie und Heidi Klum zu überlassen.

Glücksdruck auf
Mütter ist aber nicht nur
respektlos, er ist auch
selbstsüchtig.

Bloß nicht jammern: Der Druck zum Glücklichsein mit Baby

Einige Menschen glauben tatsächlich, dass das Babyglück immer die schlechten Seiten der Mutterschaft aufwiegt. Wenn eine Mama klagt über so viel Arbeit, so viel Verantwortung oder einfach nur einen beschissenen Tag, hört sie: Aber du bist schon auch glücklich, oder? Dieser Zwang zur Positivität mit Baby ist praktisch – für die Gesellschaft.

Die Idee zu diesem Buch kam mir auf Instagram. Es war keine Influencerin, die mich dazu inspirierte. Ich schrieb dort über meinen Alltag mit Baby. Viele Mütter antworteten, dass ihnen diese kleinen Fragmente aus meinem Leben halfen, sich weniger allein zu fühlen. Wie immer im Internet meldeten sich auch Männer. Sie kritisierten, dass ich mich kritisch über Mutterbilder äußerte. Als ich einmal schrieb, dass mich die Mutterschaft vor allem wütend mache, schrieben mir gleich mehrere Männer: „Aber du bist schon auch glücklich, oder?"

„Du bist aber schon glücklich?"

Es war in wenige Worte gefasst, was mir bis dahin diffus auf den Geist gegangen war. Die Mutterschaft war anstrengend – aber niemand wollte so richtig zuhören, wenn ich *darüber* sprach. Entweder, die Leute erklärten mir, dass das normal sei. Oder sie wimmelten mich mit der Frage ab, ob ich nicht tief drinnen doch auch glücklich sei.

Ich bin glücklich, dieses Baby in meinem Leben zu haben. Es ist großartig. Seitdem ich Mutter bin, könnte ich aber zu jeder Tages- und Nachtzeit mindestens zehn Dinge nennen, die mich an meiner Mutterschaft so wütend machen, dass ich schreien möchte. Dass Geburten plötzlich „Erlebnisse" sein müssen, ein Kaiserschnitt gleichzeitig als gefährliche Operation und easy way out bei der Geburt gilt, Stillen als das Beste für das Kind gelobt wird, die Leute in der U-Bahn keinen Platz für meinen Kinderwagen machen, der Kinderarzt mir nicht zuhört, wenn ich Fragen habe, aber meinen Mann lobt, wenn er das Baby wickelt: An nichts davon ist das Baby schuld, aber jedes einzelne dieser Dinge ist beschissen. Wenn ich darüber spreche, hätte ich am allerliebsten, dass mein Publikum einen magischen Schalter umkippt und alles gerecht wird. In der Realität reicht es mir aber, wenn mein Gegenüber sagt: Das ist richtig beschissen. Viel öfter höre ich aber Variationen von: „Du bist aber schon glücklich?" Eine respektlose Aussage. Sie spricht mir ab, zu wissen, worüber ich sprechen will. Will ich mit jemandem teilen, wie toll mein Kind ist und wie glücklich es mich macht, tue ich es. Wenn ich aber stattdessen darüber rede, warum das Elternzeitmodell systematisch Frauen benachteiligt, kann ich das auch tun. Ich brauche weder eine Erinnerung, dass das Kind mich ja auch glücklich macht, noch benötigt meine Gesprächsführung eine Kurskorrektur.

„Ich liebe mein Kind, aber ..."

Dieser Glücksdruck auf Mütter ist aber nicht nur respektlos, er ist auch selbstsüchtig. Entlässt er die Gesprächspartner:innen doch aus der Verantwortung, Missstände auch nur anhören zu müssen, geschweige denn irgendwie zu helfen. Das Gegenüber will einfach hören, dass es der Mutter gut geht, trotz all des Drucks und der Belastung. So lässt sich schneller das Gesprächsthema ändern. Care-Arbeit, Belastung, Druck, Schlafmangel: Wer will denn über solche Themen auch länger reden? Der gesellschaftliche Konsens scheint zu sein, dass es nun mal so ist, wenn man ein Kind bekommt. Warum ein funktionierendes System ändern? Lieber soll die Mutter ein niedliches Babyfoto zeigen und wir reden von etwas anderem, etwas Spannendem – zum Beispiel dem Gegenüber der Mutter.

Gleichzeitig zwingt dieser Druck zur „glücklichen Mutterschaft" eine Reihe von systematischen Problemen ins Dickicht der individuellen Verantwortung. Das ist keine Verschwörungstheorie. Hören Sie mal hin, wie viele Mütter in Ihrer Umgebung von Schwierigkeiten mit ihren Kindern reden – und wie viele davon eine merkwürdige rhetorische Pirouette dabei drehen. Sie beginnen jeden Bericht über ein Problem, egal, wie groß oder klein es ist, mit dem Halbsatz: „Ich liebe meine Kinder ja, aber ..." Es ist Schwur und Hoffnung in einem: Ich bin keine schlechte Mutter, ich liebe mein Kind, aber es gibt da ein, zwei, drei, tausend Probleme für mich.

Verbundenheit als Rettungsleine

Vielleicht hören Sie diese gesprochene Verrenkung aber auch nicht. Denn es gibt viel mehr Mütter, die gar nicht öffentlich über Herausforderungen sprechen. Ich meine dabei nicht Werbegesichter und Influencer:innen, die davon leben, ein perfektes Mutterbild abzugeben. Es sind ganz normale Frauen, mit ganz normalen Kindern, die gar nicht so viel erzählen. Bis man sie besser kennenlernt. Bis man zu zweit irgendwo sitzt. Bis man seine eigenen Unsicherheiten und Überforderungen teilt. Und dann tröpfelt es manchmal aus ihnen heraus. Dass auch nicht alles glatt läuft. Dass es auch Momente gibt, in denen sie am liebsten die Tür schließen und einfach mal eine Stunde schlafen würden. Dass es so verflucht beschissen ist, dass ihr Partner (oder ihre Partnerin) arbeiten geht – und sie nicht mal allein auf die Toilette gehen können.

„Gott sei Dank!", rief eine Bekannte, als ich ihr erzählte, dass ich Probleme mit einigen Hebammen im Geburtskrankenhaus gehabt hatte. Die Erleichterung in ihrem Gesicht werde ich nie vergessen. Sie lachte und erzählte über ihre Schwierigkeiten in einem anderen Krankenhaus – mit ähnlich strengen Geburtshelferinnen. Wir redeten lange über das Thema. In keinem Moment kam mir in den Sinn, dass sie deshalb eine schlechtere Mutter war. Stattdessen spürte ich ein Gefühl der Verbundenheit.

Und das ist das Niederträchtigste an diesem Glückszwang. Er zwingt Frauen, ihre Erfahrungen zu hinterfragen. Statt zu sagen, „Das sind meine Probleme. Wie können wir sie lösen?", drängt der Glücksdruck Frauen in eine einsame Ecke. Dort wird nicht gesprochen, dort wird nicht ausgetauscht. Stattdessen sitzt dort jede Frau für sich allein und brütet über ihren Problemen. Denn wenn alle um einen herum betonen, dass das die Zeit ist, glücklich zu sein, dann macht im Umkehrschluss jede etwas falsch, die eben nicht immer glücklich ist. Wut, Frustration, Traurigkeit: Das sind keine Gefühle für eine Mutter. Glücklich soll sie sein, fordert die Gesellschaft. Schimpf und Schande über alle, die anders fühlen. Dabei ist der Witz, dass der Umgang mit Problemen und negativen Emotionen leichter fällt, wenn man sich austauscht. Ich habe einige Zeit daran geknabbert, dass ich mein Baby nicht stillen konnte. Es hat mich belastet, dass ich die Einzige zu sein schien, die nicht mit Hebammen bonden konnte. Manchmal war ich traurig darüber, dass mir berufliche Chancen durch die Geburt meines Kindes entgangen sind. Für jeden einzelnen dieser Gedanken habe ich mich irgendwann geschämt. Gleichzeitig konnte ich die Gefühle dahinter besser verarbeiten, je öfter ich mit anderen Müttern darüber gesprochen habe. Keine von ihnen hat mich gefragt, ob ich nicht auch glücklich bin. Am Ende hat auch keine von ihnen den perfekten Ratschlag gehabt, der meine Probleme gelöst hat. Stattdessen haben mir die Frauen um mich herum zugehört. Sie haben ihre eigenen Erfahrungen geteilt. Monate später kämpfe ich mit ganz neuen Problemen und Herausforderungen. Mein erster Schritt ist mittlerweile, mit anderen darüber zu sprechen. Denn aus Problemchen werden Probleme, wenn ich nur genug Zeit allein mit ihnen verbringe und sie sich von meinen Gedanken ernähren.

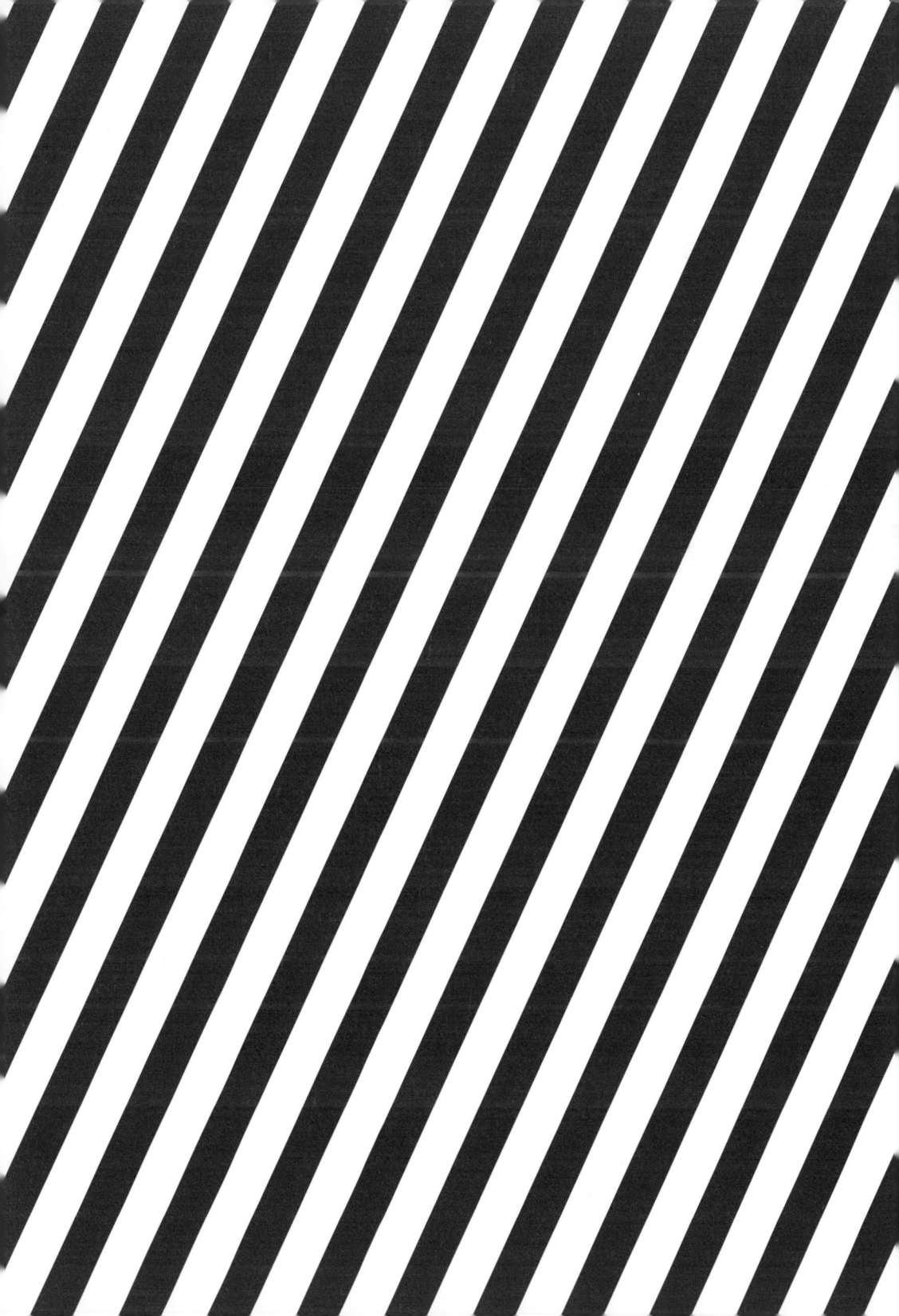

Sogar wenn eine Frau sagt, dass sie als Mama arbeiten wolle, muss sie gegen eine Reihe von Vorurteilen ankommen.

Haben Mütter wirklich weniger Biss im Job?

Ein Arbeitskollege meinte einmal, dass sich durch meine Schwangerschaft meine beruflichen Prioritäten ändern würden. Ein Kollege, der wenig mehr über mich wusste, als dass ich eine Frau und schwanger war. Eine idiotische Aussage von einem idiotischen Menschen – die aber einen winzigen wahren Kern hatte.

Ich bin die Art Angestellte, für die sich Krankenstand immer ein bisschen illegal anfühlt. Ich bin die Art Angestellte, die drei To-Do-Listen führt und bei keiner davon je ein Ende gesehen hat. Als ich schwanger geworden bin, war ich glücklich – und plante in Excel-Tabellen, wie meine berufliche Rückkehr aussehen würde. Noch während eine Ärztin meine Kaiserschnitt-Narbe vernähte, erzählte ich den Anästhesisten, für welche Zeitung ich arbeitete und auf welche Artikel ich besonders stolz war. Kurzum: Es war für mich zu keinem Zeitpunkt eine Frage, ob ich mich für mein Kind oder meine Arbeit entscheiden werde. Meine Zukunft war die einer Mutter, die arbeitete.

Kulturell geprägte Nonsens-Diskussion

Für meine Umgebung hieß das, dass ich nun kürzertreten würde. Wie selbstverständlich gingen Menschen um mich herum davon aus, dass ich jetzt erstmal länger ausfallen würde. Wer sollte sich auch sonst ums Kind kümmern? Dass mein Mann und ich uns die Elternzeit aufteilen würden, kam niemandem in den Sinn. Als wir das in einer Familienrunde erzählten, stellte tatsächlich eine Verwandte die Frage, ob mein Mann nicht Angst um seine Karriere habe.

Wenn ich erklärte, dass ich ein paar Monate nach der Geburt wieder arbeiten würde, betonten erstaunlich viele Menschen, dass das Baby dann ja noch so klein sei. Niemand sagte das zu meinem Ehemann, als er drei Wochen nach der Geburt wieder zurück zu seinem Job ging.

Eine Schwangerschaft, Geburt und Monate an Elternzeit später ärgere ich mich immer noch über diese Bullshit-Diskussionen. Nicht nur ist die Frage „Kinder oder Karriere" eine verflucht privilegierte: Viele Mütter stellen sie nicht, weil die Antwort nicht sie selbst, sondern ihre leeren Geldbörsen geben. Außerdem ist die Diskussion so stark kulturell geprägt, dass sie in Ländern wie Frankreich und Schweden gar nicht erst geführt wird. Dort sind arbeitende Mütter eine Selbstverständlichkeit – und mit der gleichen Selbstverständlichkeit werden Kinder dort auch außerhalb der Kernfamilie betreut.

Martin macht Überstunden, Mama macht Homeoffice

In Österreich und Deutschland gilt aber immer noch: Der beste Ort für ein Baby ist an der Seite der Mutter. Sogar wenn eine Frau sagt, dass sie als Mama arbeiten wolle, muss sie gegen eine Reihe von Vorurteilen ankommen. Die oben genannten sind nur ein kleiner Ausschnitt, der lästig, aber meist folgenlos bleibt. Viel schlimmer ist es, wenn Arbeitgeber:innen und Vorgesetzte so denken. Dann werden Beförderungen anderweitig vergeben, Bewerberinnen nicht eingestellt oder erst gar nicht zum Gespräch eingeladen. Denn Mütter sind unflexibel, fallen ständig aus und bleiben auch nie zum After-Work-Bier. Da ist doch Martin viel besser geeignet als jede Mutter: Martin macht Überstunden statt Homeoffice, nimmt auch mal eine Extraschicht statt Pflegeurlaub und geht von der Weihnachtsfeier als Letzter nach Hause. Dabei wüsste doch jeder, der drei Gehirnzellen zum Aneinanderreiben hat, dass eine Mutter die bessere Arbeitskraft ist.

Kann sie doch stunden-, ja vielleicht sogar tagelang unendliche Schmerzen aushalten. Und dann stellt sie sofort über Jahre multitaskend ihre eigenen Bedürfnisse ganz hinten an. Im kapitalistischen System doch eigentlich die perfekte Angestellte. Schade nur, dass diesen klugen Schluss nur Supermärkte gezogen zu haben scheinen. Zwischen deren Regalreihen wuseln mehr Mütter, als je in Vorstandsetagen auch nur zu Besuch waren.

Doch nehmen wir die zynischen Witze über ein ausbeutendes Arbeitssystem kurz zur Seite und kommen wir auf meine Prioritäten zurück. Meine unbedingte Liebe zu meinem Job, mein Wille, mich zu beweisen, verschob sich nach der Geburt meines Babys tatsächlich. Es lag zum einen an Erlebnissen wie einem gemeinsamen Sommermorgen. Es war noch nicht ganz fünf Uhr Früh. Die Augustsonne würde bald über dem Häuserblock vor dem Kinderzimmerfenster aufgehen. Wir sahen ihr dabei zu, im Bett vor dem Fenster liegend. Nur wir beide schienen wach zu sein. Mein Baby sah nach draußen. Sein Blick war so interessiert. Sein kleines Gesicht so ernst – wie das eines Journalisten, der einen Raketenstart abwartet, um ihn schnellstmöglich zu vermelden. Sein kleines Füßchen hatte es aber immer auf mir abgestützt. Als wollte es trotz aller Faszination an der Welt die Verbindung zu mir nicht verlieren.

Weniger Biss, dafür umso fester

Es war ein schöner Moment. Davon gibt es viele mit meinem Kind. Ich bin für jeden einzelnen dankbar, wie ich es nie für einen beruflichen Erfolg sein kann. Denn jeder Moment mit meinem Kind ist ein Geschenk, für das ich nichts getan habe. Ich habe mir dieses kleine Wunder nicht erarbeitet. Es ist kein Produkt von Planung und Tabellen, von Listen und Recherche. Es hat sich einfach entschlossen, da zu sein.

Erwarten Sie jetzt dennoch nicht, dass ich von der Magie des Moments fasle. Oder dass mich dieser Sonnenaufgang gelehrt hat, dass der einzig richtige Ort für eine Mutter bei ihrem Baby ist. Denn obwohl ich Mutter geworden bin, bin ich immer noch ein Mensch – und deshalb zu Facetten fähig. Ich kann die ungeplante und unplanbare Schönheit meines Kindes lieben – und dennoch immer noch Leidenschaft für meine Arbeit empfinden. Denn: Die Liebe zu meiner Arbeit ist die Liebe zu meiner strukturierten Art, meinem Umgang mit Problemen, kurzum zu mir selbst. Wenn mir also mein Job nicht weniger wichtig ist, wo haben sich meine Prioritäten verschoben? Ich verrate es Ihnen: Ich habe keine Geduld mehr für Job-Bullshit. Egal, was Sie beruflich machen, Sie wissen sicher, was ich meine: die unnötigen Diskussionen, vertrackten Intrigen und faulen Kompromisse. All dieser Kram, der nichts mit der wirklichen Arbeit zu tun hat, sondern der Aufrechterhaltung irgendwelcher Machtspielchen dient. Je länger ich Mutter bin, desto mehr hasse ich diese Ablenkungen. Denn sie halten mich von den Dingen ab, die ich liebe: meiner Familie und meiner tatsächlichen Arbeit.

Wenn Sie mich fragen, ob ich nun weniger Biss habe, seit ich Mutter bin, kann ich ehrlich sagen: Ja. Ich beiße seltener zu. Ich werfe mich nicht mehr in jeden Kampf. Stattdessen wäge ich ab – und beiße dann umso zielgerichteter und schmerzhafter zu. Vielleicht ist dieser kräftigere Biss ja der wahre Mutterinstinkt, von dem alle immer reden.

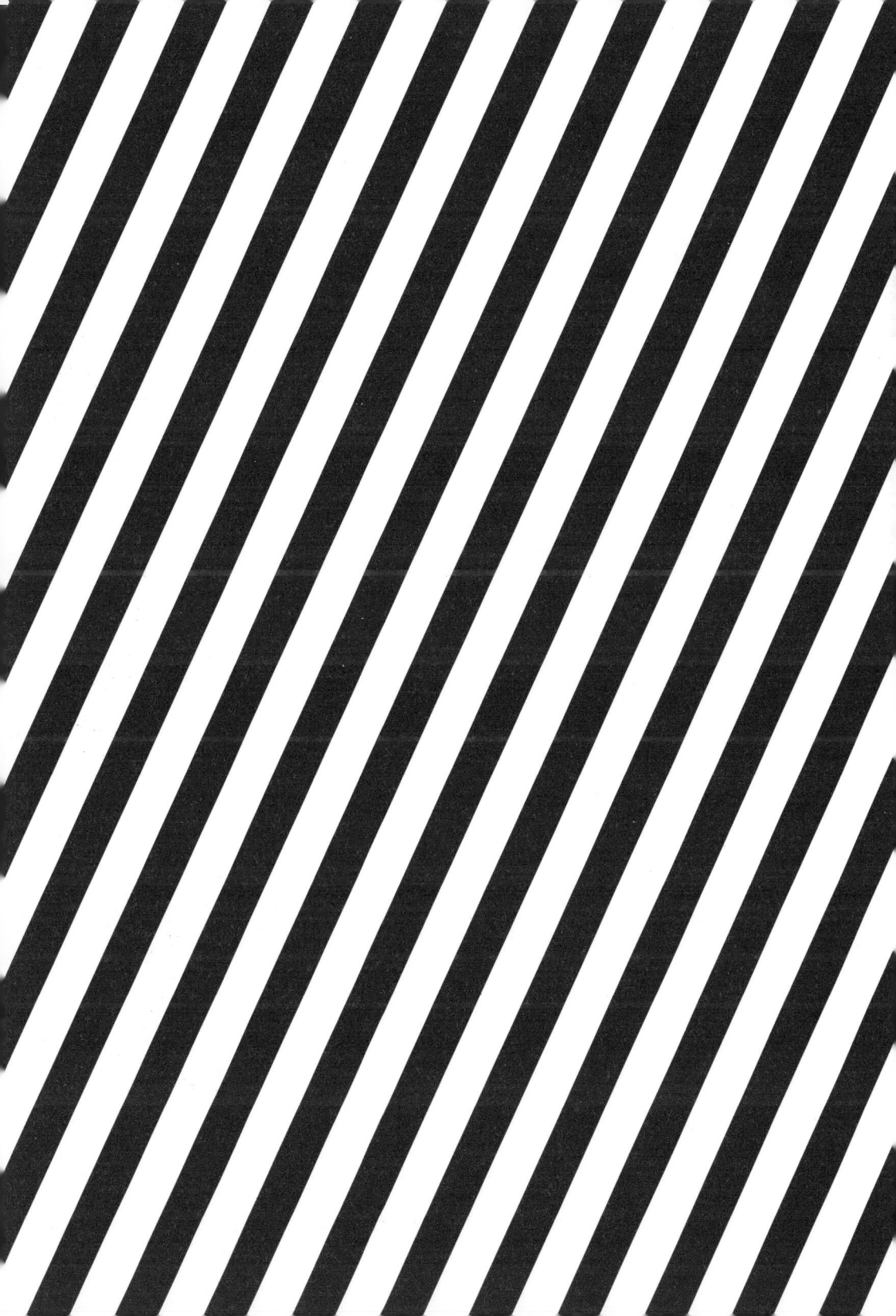

„Lass dann einfach schauen, wie wir machen!" war ein charmant freigeistiger Spruch, als ich noch kein Kind hatte.

Mütter sind eine Warnung für uns alle

Meine Mutterschaft hat mich komplett verändert und so auch meine Qualitäten als Freundin, Schwester und Lebensgefährtin. Doch zu sagen, dass ich wegen des Babys schlechter darin bin, für andere da zu sein, greift zu kurz. Vielmehr ist jede Mutter eine wandelnde Warnung – für uns alle. Während meiner Schwangerschaft hätte ich am liebsten Abstand von mir selbst gehabt. Gerade anfangs war ich ständig müde, gereizt und immer nur ein Missgeschick davon entfernt, zu explodieren.

Verfluchte Städteplaner:innen

Ich decke hier kein großes Geheimnis auf, wenn ich sage: Als das Baby erstmal da war, wurde es noch schlimmer – obwohl ich mich wirklich bemühte. Allein meine Gedanken für die Planung eines Treffens zusammenzusuchen war aber so kräftezehrend, dass ich danach gerne ein Nickerchen gemacht hätte. Stand dann ein Termin fest, erschlug mich die Vorbereitung. Ob wir uns nun draußen, im Restaurant oder bei mir zu Hause trafen: Ich war innerlich noch so gehetzt, dass ich keinen klaren Gedanken fassen konnte. Die Versuchung zog an mir. „Lass es einfach", flüsterte sie mir dabei verschwörerisch ins Ohr, „Bleib einfach daheim!" Ich gestehe: Nicht nur einmal gab ich nach. Zu meiner Verteidigung: Es ist verflucht hart, als Mutter unterwegs zu sein. Die Gesellschaft – und damit meine ich alle, angefangen von Restaurantbesitzer:innen bis hin zu Bekannten, Freund:innen und Verwandten – macht es frischgebackenen Eltern nicht leicht. Bekannte, die ich früher auf einen Absacker nach der Arbeit getroffen hatte, ließen sich plötzlich nicht auf eine Verabredung festnageln. „Lass dann einfach schauen, wie wir machen!" war ein charmant freigeistiger Spruch, als ich noch kein Kind hatte. Spontan zu sein war mit gefühlt stündlich wechselnden Schlafrhythmen, immer neuen Baby-Fähigkeiten und unter ständigem Schlafmangel unmöglich. Hatten wir endlich einen Termin fixiert, wurde es zu einer Geduldsund Kraftprobe, pünktlich anzukommen. Nicht alle öffentlichen Verkehrsmittel waren barrierefrei. Wenn Sie oft genug einen Riesenkinderwagen über ein paar Treppenstufen gewuchtet haben, verfluchen Sie alle Städteplaner:innen fünfmal. Sogar wenn ich es zu Verabredungen schaffte, blieb es anstrengend. Die hippen Cafés und Restaurants, in die ich kinderlos gegangen war, stellten sich als zu eng, zu voll und zu laut heraus, um sie mit einem Baby zu besuchen. Freund:innen zu mir nach Hause einzuladen, war nicht weniger herausfordernd. „Da ist es am einfachsten für dich!", sagten einige. Du musst hier vorher einmal richtig durchreinigen, durchdrang es mich, zwischen Babykleidung und leeren Fläschchen sitzend. Was für mich in dieser Zeit besonders bitter war: Ich erkannte, wie ignorant ich selbst als Kinderlose gewesen war. Ich habe mich nicht für Freund:innen mit Kindern ins Zeug gelegt. Verabredungen in Kindercafés, auf Spielplätzen und ein bisschen Einsatz für die Freundschaft: Das habe ich nicht gebracht. Stattdessen meldete ich mich selten, besuchte noch seltener. Ich schob die Treffen nicht aus Bösartigkeit auf. Leben ist einfach das, was passiert, während wir noch nach einem Brunch-Termin suchen. Wie soll ich es also heute als Mutter jemandem übelnehmen, dass er keine Verrenkungen durchführt, um mich zu treffen?

Mutterschaft als Vorgeschmack auf später

Dabei sind Freundschaften zu Müttern besonders sensible Kanarienvögel in den Minen des Lebens. Sterben sie, ist es eine Warnung, die man dringend beachten sollte. Schaffen wir es nicht, diese kleinen Piepmätze am Leben zu halten, sind andere Freundschaften genauso in Gefahr – auch jene zu Menschen, die keine

Kinder haben und nie welche bekommen werden. Denn Mütter finden sich in einer besonderen Lage wieder: Sie pflegen einen nahen Angehörigen. Das tun sie rund um die Uhr. Das ist eine Situation, in der sich – hallo, überalternde Gesellschaft, Pflegenotstand und Folgen einer weltweiten Pandemie – leider viele von uns wiederfinden werden.

Und dann wäre da noch die eingeschränkte körperliche Belastbarkeit der frischgebackenen Mutter. Sie muss erstmal ein paar Wochen, Monate oder sogar für immer damit klarkommen, dass ihr Körper ein anderer ist. Auch das ist eine Erfahrung, die wir irgendwann machen werden, wenn wir denn das Glück haben, sie zu erleben. Eine Schwangerschaft und die Mutterschaft danach sind ein Vorgeschmack auf ein Leben nach den Dreißigern und Vierzigern. Dann geht es los damit, dass Angehörige zu pflegen und eigene Gebrechen zu kurieren sind. Je älter wir werden, desto höher ist die Wahrscheinlichkeit, dass wir auf Hilfe angewiesen sein werden. Und hier kommt wieder der Kanarienvogel ins Spiel. Die meisten Mütter sind spätestens nach ein paar Jahren wieder gesellschaftsfähig – die Kinder groß genug, um fremdbetreut zu werden und selbstständig genug, um nicht permanente Aufmerksamkeit zu erfordern. Wenn aber so viele Freundschaften und Beziehungen an diesen wenigen Jahren zerbrechen: Was passiert dann mit uns, wenn der Ausfall nicht nur temporär ist? Sieht man sich den toten Kanarienvogel in der Mine an, ist die Antwort wohl nicht: Obwohl wir alt und schwach sein werden, leben wir glücklich, zufrieden und im Kreis unserer Lieben bis ans Lebensende. Das solidarische Zusammenleben wird nicht plötzlich funktionieren, wenn wir selbst nicht mehr die junge Generation, sondern die Hilfsbedürftigen sind. Genauso wenig werden alle von uns sich aus hilfsbedürftigen Positionen herauskaufen können. Die Lösung für die Misere ist auch nicht, Mütter heute mit ein paar Mitleidsbesuchen abzuspeisen und zu hoffen, damit aufs eigene Karma-Konto einzuzahlen.

Vogelgesänge anstelle von toten Kanarienvögeln

Vielmehr heißt es, zu lernen, Solidarität zu leben. Das bedeutet, dass eine Freundschaft nicht nur zu pflegen ist, wenn es für beide Seiten easy breezy zugeht, sondern auch dann, wenn es mal stürmisch, ja sogar unbequem wird. Das ist harte Wahrheit und Plattitüde zugleich.

In der Realität haben mir schon Kleinigkeiten geholfen. Dass Freund:innen etwa Treffen organisiert haben und ich tatsächlich einfach nur auftauchen musste. Dass die Menschen verständnisvoll waren, wenn ich mich verspätet habe. Dass sie in besonders stressigen Zeiten kleine Mini-Podcasts aller Neuigkeiten in ihren Sprachnachrichten geschickt haben. Besonders glücklich hat mich aber gemacht, wenn diese Menschen sich Mühe mit dem Baby gegeben haben. Es ist jetzt Teil meines Lebens – dass Menschen das nicht nur akzeptieren, sondern sich offensichtlich über mein neues Leben freuen, hat mich sehr glücklich gemacht.

Trotz aller Veränderungen weiß ich: Irgendwann werde ich wieder regelmäßig durchschlafen. Ich werde aus dem Haus gehen – ohne Windeltasche und Kinderwagen. Ich werde wieder fast die sein, die ich vor dem Baby war. Die Verletzlichkeit dieser Zeit will ich trotzdem bewahren – und sie als Basis für Mitgefühl mit denen nutzen, die meine Hilfe und mein Verständnis brauchen. Um die vermaledeite Kanarienvogel-Metapher zu Ende zu führen: Ich hoffe, dass mich die fröhlichen Vogelgesänge durchs Leben begleiten, anstatt dass tote Vögel meinen Weg säumen.

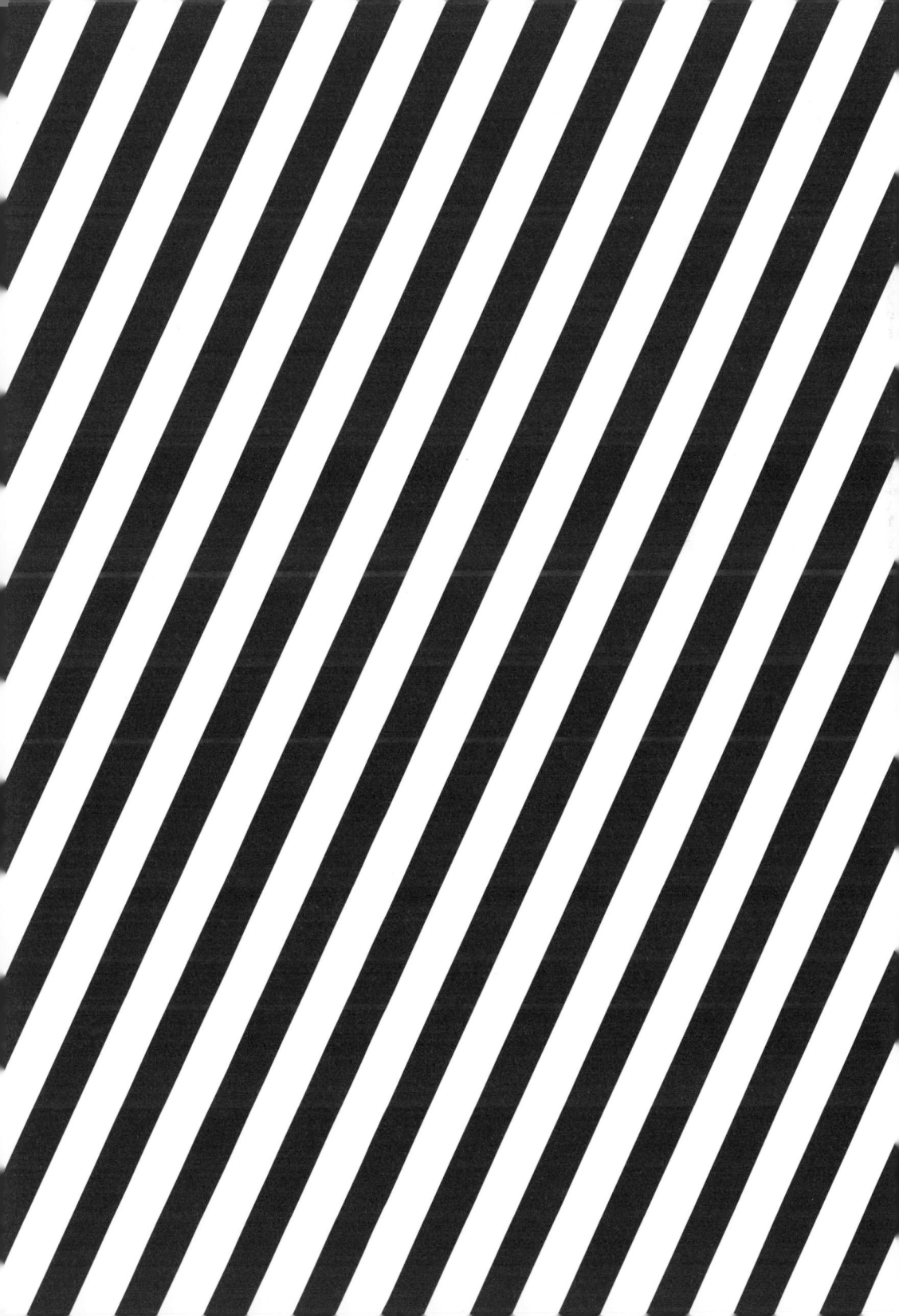

Diese kurzen Momente der Solidarität und des Zusammenhalts mit anderen Müttern sind wie kleine Energietankstellen, an denen ich meinen Akku auflade.

Mamas reden nur über ihr Baby: Wie zynisch es ist, Frauen für Sorgepflicht zu schmähen

Warum Mariah Carey eine bessere Musikerin ist als Kurt Cobain. Wie die US-Serie The West Wing mitverantwortlich ist für den Aufstieg von Donald Trump. Warum Marie Curie der coolste Mensch der Welt ist. Über diese und andere Themen könnte ich jederzeit einen Vortrag halten oder ein Streitgespräch bis aufs Blut führen. Das sage ich nicht, um anzugeben. Ich will nur deutlich machen: Ich bin ein Mensch mit Interessen. Seit mein Baby da ist, kann ich aber nur über eines sprechen: eben dieses Baby.

Vielleicht denken Sie jetzt: Ja, ja, so sind sie, die Mütter! Reden immer nur über ihre Kinder! Möglicherweise schmunzeln Sie auch ein bisschen. Dazu will ich

Ihnen sagen: Wischen Sie sich das gönnerhafte Grinsen aus dem Gesicht und überlegen Sie mal, warum Mütter nur über ihre Kinder reden.

In meinem Fall ist die Antwort einfach: Ich verbringe für gewöhnlich einen Großteil meiner wachen Stunden mit meinem Baby. Es ist, als hätte ich plötzlich einen Sidekick. Nur, dass er mir nicht bei der Verbrechensbekämpfung hilft. Stattdessen weint das Baby alle paar Stunden, will gefüttert, gewickelt, schlafen gelegt oder unterhalten werden.

Schweigen in der Extremsituation

Ich habe diesen Vergleich hier bereits gezogen, aber ich kann es nicht oft genug wiederholen: Ein Kind von Geburt an großzuziehen, weist einige Parallelen zur Pflege eines Angehörigen auf. Nur die Reaktionen der Umgebung sind unterschiedlich. Niemand würde auf die Idee kommen, pflegende Angehörige zu belächeln, die von nichts anderem sprechen können als von ihren zu pflegenden Angehörigen. Bei Eltern scheint das aber irgendwie okay zu sein. Wobei das Belächeln die nettere Reaktion ist. Die unfreundlichere ist, genervt zu sein à la „ständig labert die nur von ihrem Balg!". Die schlimmsten Reaktionen sind klammheimliche Freundschaftsaufkündigungen, weil die neue Mutter nur noch ihr Kind im Kopf hat und ganz anders ist als früher. Und irgendwie sehen wir als Gesellschaft diese Reaktionen als legitim an. Als wären wir uns im Geheimen alle einig, dass Kinder ja vielleicht niedlich sind, und dass Mutterschaft ein tolle Sache ist. Aber das ganze Gerede darüber ist schon wahnsinnig langweilig. Wie herausfordernd kann das schon wirklich sein? Es wiederholt sich doch immer: weinen, wickeln, stillen, schlafen, repeat. Da muss die Mutter doch eigentlich selbst mitkriegen, welche Belanglosigkeiten sie da erzählt. Sie ist schließlich nicht die Erste, die ein Kind bekommen hat.

Glauben Sie mir: Jede Mutter weiß, was für ein Klischeebild sie abgibt, wenn sie von ihren Kindern erzählt. Anfangs habe ich deshalb versucht, die Klappe zu halten. Ich wollte nicht die Mutti sein, die alle mit Baby-Kram nervt. Ich war doch ich. Ich hatte Interessen. Verdammt, ich war interessant! Und so schwieg ich. Obwohl ich innerlich überging. Mein Leben hatte sich massiv verändert. Ich war trotz neun Monaten Vorbereitung unfassbar überwältigt von allem. Die Krankenhauszeit war grässlich gewesen. Mein Körper war ein Schlachtfeld. Noch dazu tobte in mir ein Hormonsturm, den ich nicht in den Griff zu kriegen schien. Aber zwischen all dem ging ich über vor Liebe für dieses kleine Baby. Und dennoch schwieg ich. So hatte ich es auch ein bisschen geplant. Zum Beispiel hatte ich in sozialen Netzwerken, wo ich sonst lang und breit meine Gefühle ausbreitete, nicht über meine Schwangerschaft gesprochen. Es schien mir zum einen eine Herausforderung des Glücks zu sein. Zum anderen wusste ich aber zu gut, dass einer Frau karrieretechnisch schon schwer verziehen wird, überhaupt Mutter zu werden. Wenn sie dann auch noch von ihrem Kind spricht, begeht eine erwerbstätige Frau eines der ganz großen Kardinalverbrechen. Als könnte eine Mutter nicht auch eine gute Arbeiterin sein. Obwohl ich all das wusste, obwohl ich so lange nicht darüber gesprochen hatte, platzte es irgendwann aus mir heraus. Ich würde gerne sagen, dass es einen Auslöser, einen Grund dafür gab. Aber es war einfach zu viel. Die Veränderungen in mir und meinem Leben waren zu viele, um sie für mich zu behalten. Zu meiner Ehrenrettung als Journalistin muss ich auch hinzufügen, dass die Missstände hinsichtlich Geburt und Baby zu groß waren, um die Klappe zu halten. Ich kann Diskriminierung rund ums Kinderkriegen nicht mit ansehen und sie mir gefallen lassen, ohne sie aufzuschreiben, zu dokumentieren und zu kommentieren.

Andere Mütter als Energietankstellen

Und so fing mein großes Erzählen an. Ich telefonierte mit Freundinnen und sprach nur über meine Mutterschaft. Anderen hinterließ ich elendslange Sprachnachrichten, die nur aus Aufzählungen bestanden, wie sehr mich diese Mutter-Sache überforderte. Ich postete in sozialen Medien über mein Leben mit meinem Kind – obwohl ich mir geschworen hatte, nie eine von diesen Müttern zu werden. Und nun sitze ich hier und schreibe dieses Buch, eben zu diesem Thema. In einer perfekten Welt würde ich das nicht bereuen. Alle würden offen auf mein neues Leben reagieren. Tatsächlich sind aber einige Freundschaften einge- und schließlich entschlafen. Gleichzeitig habe ich neue Freundinnen gefunden: Jedes Mal wieder bin ich überrascht, wie sehr sich andere Mütter freuen, wenn ich erzähle. Sie fangen dann selbst an, zu berichten. Über lange Nächte, kurze Nickerchen und unendliche Trotzphasen. Vielleicht ist es kitschig, aber für diese Momente ist die Verletzlichkeit, die mit meiner Offenheit einhergeht, es wert. Damit meine ich nicht nur, dass ich mich dann besser fühle, weil andere sich öffnen können. Es ist viel selbstsüchtiger: Diese kurzen Momente der

Solidarität und des Zusammenhalts mit anderen Müttern sind wie kleine Energietankstellen, an denen ich meinen Akku auflade. Denn das ist das Ding mit dem Klappehalten und nicht über das eigene Kind sprechen: Es kostet Kraft. Die offensichtlichsten Geschichten, Anekdoten und Fakten drehen sich gerade nur um mein Kind, weil es die Person ist, mit der ich meine Tage und sogar viele Nächte verbringe. Gleichzeitig hat mein eigenes Leben dadurch einen massiven Drall in eine ganz neue Richtung erhalten. Da ist nicht nur ein neuer Mensch auf der Welt, sondern zwei: mein Baby und eine neue Version von mir.

Diese massive Veränderung als langweilig zu framen, bleibt eine Meisterleistung in Frauenfeindlichkeit. Ganz abgesehen davon, dass jede Geburt aufs Neue ein schier magisches Ding ist: Sich um ein Kind zu kümmern, ist harte Arbeit, die viel Expertise erfordert. Nur weil Geburten und Kindererziehung jeden Tag passieren, sind sie nicht weniger besonders oder gar banal. Und sogar wenn eine Mutter etwa nur darüber spricht, wie es ist, Tag um Tag Windeln zu wechseln, Bäuerchen zu erklopfen und nachts wachzubleiben: Warum nicht einfach mal zuhören, obwohl es so meilenweit entfernt ist von der eigenen Lebensrealität? Vor allem der eine oder andere Mann könnte dabei lernen, wie es ist, sein Bestes zu geben, jeden Tag aufs Neue – obwohl alle einem das Gefühl vermitteln, dass es nichts Besonderes und sogar ein bisschen langweilig ist. Den umgekehrten Trick – nämlich banal Langweiliges immer wieder aufs Neue zu erzählen – schaffen erstaunlich viele Männer ja auch ohne Hilfe schon sehr gut.

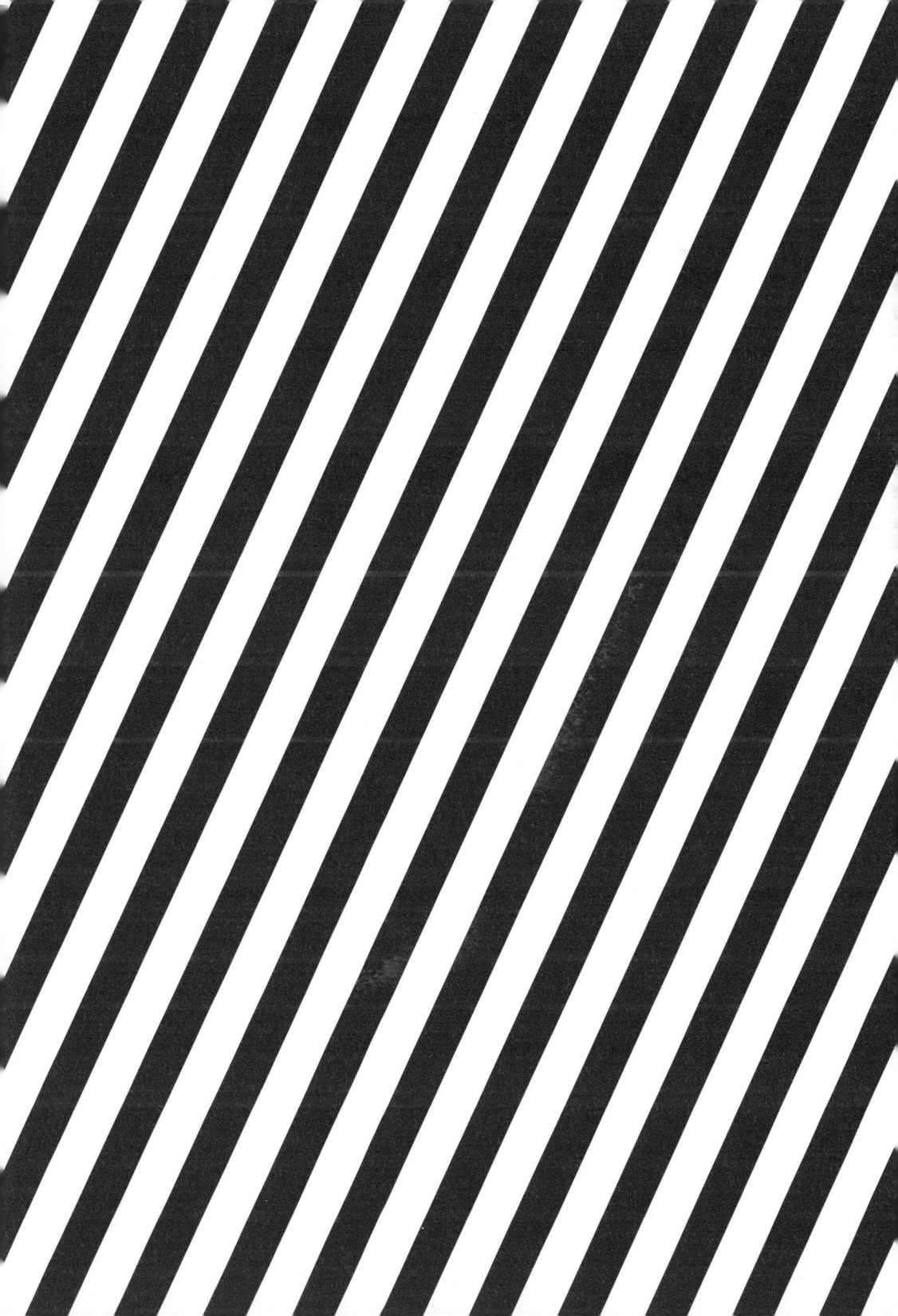

Reden hilft. Selbst wenn sich keine weiteren Betroffenen finden, tauchen stattdessen vielleicht helfende Hände und zuhörende Ohren auf.

„Früher haben die Mütter nicht so viel gejammert" und andere Sprüche, die Mütter zum Schweigen bringen sollen

Ich erzähle viel über meine Frustration als Mutter in einer mütter-feindlichen Gesellschaft. Immer wieder sagen mir Menschen dann: „Unsere Mütter haben es ja auch geschafft!" Was die Sprecher:innen eigentlich meinen: Früher hatten es die Frauen schwerer und haben sich nicht beschwert!

Dass diese beiden Dinge zusammenhängen, darauf kommen die „Früher war alles besser"-Sager:innen aber nicht.

Es fängt schon damit an, dass es früher nicht alle Mütter geschafft haben. Kinder auf die Welt zu bringen, war für viele Frauen bis vor einigen Jahrzehnten immer eine Berührung mit dem Tod. Das ist keine Übertreibung. Um 1900 starben im Deutschen Reich zwischen 300 und 400 Frauen pro 100.000 Lebendgeburten. Zum Vergleich: In Österreich starben 2017 pro 100.000 Lebendgeburten fünf Gebärende, in Deutschland waren es sieben.

Frauen hatten es früher schwerer

Auch früher wurde Mutterschaft nach der Geburt nicht einfacher. Wer an eine glückliche Mutter denkt, die umgeben von ihrer Kinderschar Kuchen backt und Abendessen für Vati vorbereitet, sollte weniger Kitschromane und mehr Geschichtsbücher lesen. Frauen haben immer schon geschuftet – seit dem 20. Jahrhundert auch in Industriehallen, davor auf Feldern oder im (eigenen) Haushalt. Die Kinderbetreuung lief quasi mit, musste mitlaufen. Denn flächendeckende Kleinkindbetreuung – oder das, was man uns heute als solche verkaufen will – gab es damals nicht für alle. Kurzum: Das Leben als glückliche Hausfrau und Mutter war immer schon mehr Schein als Sein. Dazu kommt, dass die sogenannte Gleichberechtigung, die heute so gerne als gleichzeitig übertrieben und „eh schon längst da" beschrieben wird, noch gar nicht so alt ist. Unsere Mütter und Großmütter wuchsen noch in Zeiten auf, in denen etwa Ehemänner ihre Frauen straffrei vergewaltigen konnten. In Österreich ist das durch eine Sexualstrafrechtsreform seit 1989 strafbar. Deutschland brauchte sogar noch länger, um entsprechende Gesetze zu erlassen. Erst seit 1997 ist die Vergewaltigung in der Ehe im deutschen Recht ein Verbrechen, das jedenfalls von Polizei und Staatsanwaltschaft verfolgt werden muss.

Gespräche sind der Beginn von Veränderungen

Schon dieser kleine Abriss über das Frauenrecht zeigt: Frauen hatten es früher schwerer. Ihre schlechtere Lage war aber nicht gottgegeben, sondern von einem patriarchalen System befeuert. Dazu gehörte es auch, dass es keine öffentliche Diskussion über Probleme gab. Gewalt in Beziehungen wurde etwa als „Familienangelegenheit" bezeichnet, über die man nicht nach außen kommunizieren solle. Dass Frauen bei der Geburt oder im Wochenbett starben, „war halt einfach so". Dass die durchschnittliche Mutter sich allein um ihre Kinder kümmert: genauso selbstverständlich. Im Vergleich zu diesen historischen Grauslich- und Grausamkeiten haben es Frauen heute tatsächlich besser. Der Grund dafür waren aber breite gesellschaftliche Diskussionen und Protestbewegungen. Dass es unsere Vorfahr:innen schlimmer hatten, sollte uns nicht dazu bringen, über heutige Probleme zu schweigen. Vielmehr sollte uns allen das Schicksal vorheriger Generationen Warnung und Ansporn gleichermaßen sein. Die heutige Benachteiligung muss weiter abgebaut werden. Der erste Schritt dazu wird immer sein, darüber zu sprechen – bei jeder Gelegenheit. Der Austausch mit anderen Menschen zeigt in vielen Fällen schnell, dass vermeintlich individuelles Pech oft einen systemischen Hintergrund hat.

Wenn etwa Mütter erzählen, dass die Versorgung in ihrem Geburtskrankenhaus schlecht war, sind das nicht Befindlichkeiten Einzelner – es ist ein Problem, das gelöst werden muss. Doch selbst, wenn sich entgegen aller Wahrscheinlichkeit herausstellt, dass man die einzige Mutter mit einem spezifischen Problem ist: Reden hilft. Selbst wenn sich keine weiteren Betroffenen finden, tauchen stattdessen vielleicht helfende Hände und zuhörende Ohren auf.

Es ist bei Problemen oft von Awareness die Rede. Viele denken dabei wohl an Kampagnen und Leitartikel. Tatsächlich kann dies Anstoß für Diskussionen und Erzählungen sein. Doch schon Gespräche und Diskussionen im kleinsten Kreis bewegen etwas. Wer diese Unterhaltungen aber mit einem lapidaren „Früher haben es die Mütter ja auch geschafft!" totschlagen will, ist bestenfalls ignorant. Schlimmstenfalls will die Person aber weiterhin von einer Gesellschaft profitieren, in der Frauen benachteiligt werden. Wenn Ihnen das nächste Mal jemand sagt, dass früher alles besser war, fragen Sie also gerne nach, zu welcher Gruppe diese Person gehört. Und denken Sie dabei daran: Es war nie alles gut, aber es war unter Garantie früher nicht alles besser. Wir schulden es zukünftigen Generationen, die heutigen Missstände aufzuzeigen. Damit die Mütter nach uns tatsächlich weniger zu beklagen und doch immer Raum dafür haben.

„Mum Brain" nannten es einige Freundinnen: den Zustand, nicht geradeausdenken zu können, weil der Kopf einfach zu voll war und in ein Dutzend Richtungen gleichzeitig gezogen wurde.

Mit der Geburt des Babys stirbt ein Teil von einem selbst

Die Leute verschweigen einem viel, wenn es ums Kinderkriegen geht. Dass der gesamte Körper danach eine Baustelle ist. Dass die Liebe zu diesem neuen kleinen Menschen so groß, so profund ist, dass man sie zuerst gar nicht spürt – so wie man die Luft um einen nicht wahrnimmt, bis sie einem genommen wird. Aber eine Sache hätte man mir vorher sagen sollen: dass mit der Geburt meines Kindes ein Teil von mir sterben würde.

Damit dieses Kapitel Sinn ergibt, müssen Sie zuerst verstehen, wie ich ticke. Ich arbeite, also bin ich. „Arbeit" ist in diesem Fall das Schreiben. Ich verdiene mein Geld als Journalistin. Aber sogar, wenn ich morgen meinen Job verlöre, würde ich weiterschreiben. Kleine Gedichte, kurze Geschichten, irgendwo schwirrt hier sogar ein Roman herum. Kurzum: Das Schreiben ist meine Arbeit und ich liebe meine Arbeit. Falls Sie sich fragen, was das jetzt mit meiner Mutterschaft zu tun hat, bedanke ich mich erstmal. Mir war der Zusammenhang nämlich auch nicht klar. Ich dachte, es reiche, dass ich einen Plan für meine Elternzeit habe. Der Rest würde sich schon irgendwie ergeben, wenn ich wieder zurück im Job bin.

Dann kam mein Baby auf die Welt, und von einem Tag auf den anderen war da ein Teil von mir tot. Ich meine das nicht metaphorisch. Ich spreche nicht von meinem früheren Ich, das gerne ausgegangen ist und abends zu lange gelesen hat. Ich meine: Ein tatsächlicher Teil von mir ist mit der Geburt meines Kindes gestorben. Um genauer zu sein: Ein Teil meiner Expertise ist gestorben. Vielleicht haben Sie das in Ihrem Beruf auch: Ein Klicken in Ihrem Kopf, wenn etwas gut produziert wurde. Wenn Sie einen körperlichen Beruf ausüben, ist es vielleicht eine bestimmte Bewegung, bei der Sie innerlich spüren, dass Sie etwas richtig machen. Bei mir ist es in meinem Kopf ein Einrasten, wenn ein Satz spitz genug formuliert, ein Absatz stringent aufgebaut oder ein Kommentar auf den Punkt argumentiert ist. Etwas rastet in meinem Kopf ein und ich weiß: Das ist jetzt richtig.

„Mum Brain" hat die Richtschnur gekappt

Das ist kein angeborenes Talent. Es ist eine Fähigkeit, die ich mir antrainiert habe. Ich habe hunderte Texte geschrieben, mindestens genauso viele überarbeitet und x-fach mehr gelesen. Kurzum: Wenn ich heute einen Text lese, dann kann ich sagen, ob er rund klingt und wo Kanten sind, die noch abgeschliffen werden müssen. So war es zumindest, bis mein Kind auf die Welt gekommen ist. Seitdem ist das Klicken weg, besser gesagt: Ich höre es nicht mehr. Es braucht keine:n Psychiater:in, um zu wissen, warum. Da wäre die Milliarde neuer Aufgaben, die seit der Geburt des Babys zu erledigen sind. Die Wäsche hat sich verdreifacht, obwohl unser Haushalt um nur eine Mini-Person gewachsen ist. Dieser kleine Mensch hat sich von Anfang an aus Fläschchen ernährt – die es mehrmals täglich zu befüllen, zu verabreichen und zu säubern gilt. Nicht zu vergessen, dass das Baby Nachschub braucht: Windeln, Milchpulver, Feuchttücher, Pflegecremes. Und sogar, wenn Ostern, Weihnachten und Silvester auf denselben Tag fallen und die To-Do-Liste erledigt ist, bleibt da das Baby selbst. Es ist wach und braucht mich. Anfangs war das nur ein paar Stunden am Tag. Doch je älter das Baby wurde, desto öfter und länger brauchte es mich. Umso weniger wurde die Zeit, die ich für mich selbst hatte. Umso weniger stille Momente gab es, in denen ich das Klicken überhaupt hätte hören können. Und das, obwohl ich eine Million Sachen wahrnahm, die unfassbar waren – also genau richtig, um sie aufzuschreiben und darüber zu berichten. Aber ich konnte nicht, weil mir die Zeit

Falls Sie hier jetzt
eine pfiffige Auflösung
oder einen Zehn-Punkte-
Plan erwarten, wie ich
mich da rausgekämpft
habe, muss ich Sie
enttäuschen.

und die Ruhe fehlten. Und so fand ich mich eines Tages weinend auf dem Bett wieder. Mein Mann fragte mich, was mir denn fehle. Ich schluchzte: „Ich kann das alles nicht!" Mein Mann dachte, dass ich an meinem Mutterdasein verzweifelte. Tatsächlich verzweifelte ich daran, dass mein inneres Klicken weg war. Wie sollte ich jemals wieder arbeiten, ja jemals wieder denken, wenn mein Klicken weg war? Denn das Klicken war vielmehr als nur ein „Richtig gemacht"-Boing in meinem Kopf. Es war ein Kompass, eine Richtschnur für meine Argumente, und damit auch für mein Denken. Aber plötzlich war es weg. Stattdessen rasten tausende Dinge in meinem Kopf. Wollte ich anderen erzählen, wie ich mich fühlte, fehlten mir die Worte, aber auch die Sätze. Es war mir plötzlich nicht möglich, auszudrücken, was ich sagen wollte. Meine Argumente liefen so alle ins Leere. Es war eine frustrierende Zeit. Am schlimmsten aber war, dass ich nicht wusste, ob es besser wird, ob ich jemals wieder dorthin zurückkommen würde, wohin ich mich jahrelang gekämpft hatte.

Sprach ich mit anderen darüber, verstanden das Ausmaß meiner Verzweiflung nur andere Mütter. Sie nickten verständnisvoll. „Mum Brain" nannten es einige Freundinnen: den Zustand, nicht geradeausdenken zu können, weil der Kopf einfach zu voll war und in ein Dutzend Richtungen gleichzeitig gezogen wurde.

Aufgebrauchte Multitasking-Energie

Falls Sie hier jetzt eine pfiffige Auflösung oder einen Zehn-Punkte-Plan erwarten, wie ich mich da rausgekämpft habe, muss ich Sie enttäuschen. Es gibt Tage, da hänge ich immer noch in den Seilen, wie am Tag nach der Geburt meines Kindes. Wenn ich mir etwa denke: Es ist schrecklich unfair, dass mich alle immer fragen, wo das Baby ist, wenn ich mal allein unterwegs bin. Gleichzeitig fehlt mir die Kraft, aber auch die gedankliche Kapazität, in meinem Kopf mögliche Gründe und Szenarien inklusive Lösungsansätze durchzuspielen. Früher hätte ich das gekonnt und nebenbei wären mir noch fünf gewitzte Tweets dazu eingefallen. Heute muss ich jeden Gedankenfetzen aufschreiben. Dieses Buch ist quasi das Ergebnis von 382 hektisch bekritzelten Post-it-Zetteln und mindestens genauso vielen Einträgen in der Notizen-App meines Handys. Was ich nämlich nicht aufschreibe, vergesse ich es spätestens nach einer Stunde – und kann es nie mehr wiederfinden. Konnte ich vor der Geburt des Babys vergessene Gedanken noch manchmal aufspüren, indem ich meinem eigenen Gedankengang folgte, scheint es heute, als würde das Rauschen in meinem Kopf alle meine gedanklichen Fußspuren verwehen. Zurückverfolgen ist unmöglich. Dazu kommt, dass ich insgesamt weniger multitasken kann. Gelang es mir früher, meine Texte zu schreiben und gleichzeitig mitzuredigieren, muss ich heute diese Schritte bewusst trennen. Tue ich es nicht, verhasple ich mich und schreibe weniger und vor allem schlechter. Es ist fast, als hätte ich all meine Multitasking-Energie aufgebraucht, wenn ich tagsüber die Windeln meines Babys wechsle und nebenbei seine Wäsche sortiere, in die Waschmaschine stecke und mental eine Notiz mache, dass ich wieder mal seine Kleidung durchgehen muss, damit nicht mehr passende Sachen aus- und die nächste Größe einsortiert werden kann. Von mir natürlich.

Mitweinen mit dem Baby

Außerdem kommt hinzu, dass mir insgesamt der Raum für meine Arbeit fehlt. Konnte ich früher stunden-, ja sogar tagelang aufschieben, bis ich mich hingesetzt und etwas auf Papier beziehungsweise den Bildschirm gebracht habe, muss ich heute genau planen – und schaffe es trotz aller Planung und Vorfreude dann doch nicht, zu schreiben. Hing mein Schreiberfolg früher von einer Person ab – nämlich mir selbst –, hängen heute mindestens zwei weitere Personen dran. Zum einen mein Mann. Er ist die andere Bezugsperson des Babys. Nur, wenn er Zeit hat, das Baby zu bespaßen, kann ich arbeiten. Zum anderen hängt aber fast alles vom Baby ab. Das klingt niedlich, ist aber eine besonders bittere Pille. Das kleine Wesen ist nämlich so vorhersehbar wie ein Sommergewitter. Mir war nicht klar, wie rasant sich ein kleines Kind entwickelt – und wie mit jedem Entwicklungsschritt alles durcheinandergewirbelt wird. Es fühlt sich an, als hätte ich bei seiner Geburt im Eiltempo gelernt, Tennis zu spielen – damit ich ein paar Wochen später auf ein Eishockey-Turnier geschickt werde. Schlief das Baby mit drei Monaten noch mit Unterbrechungen von 19 Uhr bis 7 Uhr, kam danach eine Phase, wo es jeden Morgen pünktlich zwischen 4 und 6 Uhr seine Liedchen sang. Nicht zu vergessen, dass es zwischen den großen Entwicklungen auch einfach schlechte Tage gibt. Da weint mein Baby dann einfach mal so, immer wieder. Dazwischen oder danach zu arbeiten, ist menschlich unmöglich. An diesen Tagen weine auch ich meistens irgendwann. Nur ganz kurz, zwischen Windelwechseln und Brei aufwärmen. Es sind nur ein paar Tränen, aber sie betrauern immer das Gleiche: meine Freiheit.

Das Beste in meinem Leben tötete einen Teil von mir

Vielleicht schütteln Sie jetzt den Kopf und belächeln diesen Text als das Problem einer privilegierten Frau in einem bequemen Beruf. Schreiben: Ist das überhaupt ein richtiger Job? Tatsache ist aber, dass es nicht nur mir so geht. Als Gesellschaft haben wir uns in den vergangenen Jahrzehnten darauf geeinigt, dass Leistung wichtig ist – und damit auch unsere Berufe. Kaum eine Stellenausschreibung kommt heute aus, ohne zu betonen, wie „sinnvoll", ja „sinnstiftend" die ausgeschriebene Position ist. Und das betrifft bei Weitem nicht nur gehobene Positionen. Ob Bäckerei-Fachverkäufer:in oder Krankenpfleger:in, ob Supermarkt-Kassierer:in oder Abteilungsleiter:in: Wir alle definieren uns über unseren Job. Wenn wir aber schwanger und Mütter werden, sollen wir Frauen plötzlich all unsere beruflichen Ambitionen, all unsere Pläne, all unsere Leidenschaften vergessen. Denn nun sind wir ja Mütter.

„Das kommt schon wieder", versprachen mir einige Wohlmeinende, wenn ich von meinen Denkaussetzern berichtete, „Konzentrier dich jetzt mal aufs Baby!", entgegnete man mir. Und überhaupt: Müsse ich denn wirklich zurückkehren zu meiner Arbeit? Und doch sicher nicht in Vollzeit, oder? Wer soll denn dann aufs Kind …?

An all das denke ich im Schnelldurchlauf, während ich meine Tränchen vergieße. Dann gehe ich wieder zurück zu meinem Kind und verbringe eine tolle Zeit mit ihm. Ich singe Lieder, erzähle Geschichten, verstelle meine Stimme, pflege und erziehe mein Kind. Wenn mir währenddessen Ideen für meine Arbeit kommen, schreibe ich sie mir still und leise und schnell auf und bin dann gleich wieder zurück bei ihm. Es gibt keinen großen Plan, ehrlich gesagt nicht mal Hoffnung, dass ich jemals wieder so arbeiten kann, wie vor meinem Kind. Ich bin jetzt ein anderer Mensch – physisch und psychisch. Selbst wenn ich von heute bis ans Ende meiner Tage jeden meiner Gedanken katalogisieren würde, wäre ich nicht mehr dieselbe wie früher.

Meine Tränen um meine Freiheit werden weniger. Stattdessen kämpfe ich um Strukturen. Ich kläre Tage, ja Wochen im Voraus ab, wer wann Zeit mit dem Kind verbringen wird. Wenn meine Zeit gekommen ist, ist sie kurz und wird oft unterbrochen. Aber ich quetsche das letzte bisschen Produktivität aus ihr heraus. Wenn ich sage, dass die Leute mich davor hätten warnen müssen, dass ein Teil von mir sterben wird, weiß ich selbst, dass der Vorwurf ins Leere knallt. Die Wahrheit ist, dass niemand mich darauf hätte vorbereiten können, dass ich mit dem besten Teil in meinem Leben gleichzeitig ein wichtiges Stück von mir selbst töte.

Tränen aus knochentiefer Freude

Die Zeit des Trauerns geht vorbei. Ich hoffe, dass ich auch bald aufhöre, nach jedem Strohhalm dieses früheren Ichs zu greifen. Ich glaube, diesem früheren Ich nachzulaufen, ist so, als würde ich den Rest meiner Tage damit verbringen, so aussehen zu wollen, als wäre ich Mitte zwanzig: ziemlich viel Arbeit für ein Ergebnis, das nie so ganz wie das Original sein wird. Stattdessen versuche ich zu akzeptieren. Ich bin jetzt anders. Mein Leben ist jetzt anders. Ich kann mich nicht mehr stundenlang in Texte verkriechen. Kann nicht mehr Wochenenden durcharbeiten an textlichen Schnapsideen. Kann nicht immer, wann ich will, meiner Leidenschaft nachgehen. Diese Erkenntnis tut beständig weh. Gleichzeitig bin ich seit meinem Kind ein neuer Mensch und so auch eine neue Autorin. Ich versuche, daran zu denken, dass mein Können nicht zerstört ist, nur weil es unter Druck geriet. Stattdessen stelle ich mir vor, wie es in seine Einzelteile zersprungen ist, weil mein Leben plötzlich zu voll war. Ja, es stimmt, viele der neuen Dinge sind anstrengend. Aber einige sind so großartig, dass ich auch deshalb weinen muss – nicht aus Trauer, sondern aus knochentiefer Freude.

Meine tägliche Aufgabe – nicht nur als Autorin, sondern auch als Mensch – besteht darin, die Scherben meines Könnens jeden Tag zu befühlen. Manche Teile haben keinen Platz mehr in meinem Leben. Sie sind zu scharf an den Kanten und es tut mir weh, sie auch nur zu berühren. Andere wiederum sind handlich und fein. Wer weiß. Vielleicht kommt der Tag, an dem ich es schaffe, aus allen Scherben und meinen neuen Eigenschaften eine ganze, lebensfüllende Leidenschaft zusammenzusetzen, in der beide Platz haben: meine Mutterschaft und ich.

Es waren andere Mütter, die mir zum ersten Mal, seitdem mein Kind auf die Welt gekommen war, das Gefühl gaben, dass alles, was ich spürte, real war.

Die andere Mutter: Freundin oder Feindin?

Möglicherweise haben Sie erwartet, dass dieses Buch ein bisschen weniger Gesellschaftskritik und ein bisschen mehr „Haha, die anderen Mütter! – Die sind alle so schlimm"-Witze beinhaltet. Diesbezüglich muss ich Sie enttäuschen. Aber ich habe etwas viel Besseres als abgestandene Lustigkeiten darüber, dass die Kinderhölle immer die anderen Mütter sind.

Nur damit Sie es wissen, dass ich Sie unter Garantie nicht anlüge: Ich bin keine „People Person". Als alle anderen im Berufsvorbereitungskurs gesagt haben, sie wollen was mit Menschen machen, stand ich abseits und habe nach dem Kästchen „Nie was mit Menschen machen" auf dem Fragebogen gesucht. Mir graut heute davor, auf dem Spielplatz neben anderen Menschen zu sitzen und Smalltalk führen zu müssen, weil wir eine Sache gemein haben: Wir haben uns fortgepflanzt. Als würde ich automatisch BFF mit allen sein müssen, die so wie ich einen Nachkommen gezeugt haben.

Andere Mütter waren die Rettung

Ich war auch bei keinen Kursen, Müttertreffs oder sonstigen Get-Togethers, die darauf bauen, dass wir alle schon was zu reden haben werden, weil wir alle Babys mit uns herumschleppen. Mir ging dieses Gedöns auf die Nerven. Als würde ein magisches Band alle Gebärenden verbinden und als wären wir plötzlich in einem geheimen Club. Um ganz ehrlich zu sein, war ich auch ein bisschen darauf eingestellt, das alles ganz beknackt zu finden. Zu viele Artikel, Filme und Serien hatten mich darauf vorbereitet, dass andere Mütter vor allem eines sind: verurteilende Bitches. Sie würden alles kritisieren, was ich mit meinem Kind mache. Aber nicht mit mir, dachte ich. Innerlich war ich schon ein paar Strategien durchgegangen, wie ich allzu neugierige und übergriffige Mütter abwehren kann. Ich gestehe: Viel kam bei diesen Gedankenspielen nicht heraus, außer dass ich mich aufregte. Ich hoffte, mit der Strategie weiterfahren zu können, mit der ich bisher gut als soziale Schildkröte gefahren war: Ich würde freundlich nicken und mich dann so bald wie möglich wegdrehen und auf meinem Handy herumtippen.

Dann kam die Realität. Ich habe ein Baby auf die Welt gebracht. Ich war viel zu schnell allein damit. Ich hatte vor allem das Gefühl, dass die Welt sich komplett verändert hatte, aber nur ich das bemerkte. Aus diesem Schockzustand retteten mich – Sie erraten es vielleicht, wenn Sie auch nur ein zweites Kapitel dieses Buches bereits gelesen haben – andere Mütter. Sie teilten ihre Erfahrungen mit mir. Sie ließen mich mein Herz ausschütten. Es waren andere Mütter, die mir zum ersten Mal, seitdem mein Kind auf die Welt gekommen war, das Gefühl gaben, dass alles, was ich spürte, real war. Ich war nicht hysterisch, ich übertrieb nicht. All das passierte wirklich. Es war ein befreiendes Gefühl. Auf die Gefahr hin, pathetisch zu klingen: Dass sie mir dieses erleichternde Gefühl geschenkt haben, werde ich diesen Müttern um mich herum nie vergessen. Ich war drauf und dran, allen führenden Tageszeitungen Leitartikel anzubieten. „Andere Mütter sind nicht die Hölle!!!" war mein Arbeitstitel, die drei Ausrufezeichen fand ich gerechtfertigt. Hatte ich doch das Gefühl, einer großen Verschwörung auf die Schliche gekommen zu sein. Es stimmte gar nicht, was all die Serien, Filme und Bücher erzählten. Die anderen Mütter waren keine verurteilenden Schnepfen, die nur darauf warteten, dass ich einen Fehler machte. Ja, die sogar nach Dingen suchten, die sie an meiner Erziehungsweise kritisieren konnten.

Allein unter Hyänen?

Doch dann lernte ich Laura kennen. Sie heißt eigentlich gar nicht so. Und eigentlich lernten wir uns nicht wirklich kennen. Sie saß mit ihrer Gruppe von Freundinnen im selben Kindercafé, das ich mit meinem Baby besuchte. Ich schnappte ihren Namen auf, weil eine Freundin von ihr ständig „Oh Laura!" sagte und dabei tatsächlich ihr Lachen hinter ihrer Hand versteckte. Der Grund war, wie ich bald erfuhr, dass Laura über eine Mutter herzog, deren Kind in denselben Kindergarten ging wie ihres. Ich würde gerne sagen, dass ich nicht lauschen wollte. Tatsächlich spitzte ich meine Ohren aber sogar sehr stark, um mitzukriegen, was Laura denn so Bemerkenswertes erzählte. Sie erzählte Gemeinheiten. Laura, die bei einem Kindercafé-Besuch teurer angezogen war als ich bei jedem Date, jedem Vorstellungsgespräch und jeder Präsentation in meinem Leben, saß inmitten ihrer Freundinnen und erzählte Bösartigkeiten über eine andere Mutter. Das Kind der Frau machte ein paar Sachen anders, als Laura es gerne hätte. Das reichte Laura, um Dinge zu sagen wie „Asoziale" und „Wer nennt sein Kind denn ernsthaft so?". Während ich ihr zuhörte, spielte ich mit meinem Kind auf dem Boden. Gefühlsmäßig passend ließ es gerade einen Bauklotz-Turm umfallen, den ich ihm gebaut hatte. Unbewusst hatte ich mir ein kleines Gedankengebilde konstruiert: Andere Mütter waren nicht der Teufel, sie waren Engel, die die Mutterschaft erträglich machten. Und dann kam Laura und riss meine Vorstellung auseinander mit ihrer beschissenen Art.

Auf dem Nachhauseweg und noch tagelang grübelte ich. Redeten all die Mütter in meinem Bekanntenkreis auch so über mich? Hatte ich mein Herz einer Gruppe Hyänen ausgeschüttet, die nur darauf wartete, dass ich weggehen würde, damit sie über mich herziehen konnte? Ich fühlte mich schrecklich naiv.

Erinnerungen an ein Leben als „Pick-Me-Girl"

Tatsächlich war ich unbedarft – aber nicht, weil ich mich anderen Menschen anvertraut hatte. Es fing schon lange davor an. Eigentlich fing es schon vor meiner Schwangerschaft und sogar vor meinem Kinderwunsch an. Ich hatte mir bereits als Teenie einreden lassen, dass andere Frauen der Feind seien. Tatsächlich sagte ich damals stolz, dass ich nicht so sei wie andere Frauen. Ich lästerte über „Tussis", sah es als Kompliment, wenn Jungs mit mir frauenfeindliche Witze rissen und lachte extralaut, damit extraklar war, wie cool ich war. Jahre später erkannte ich, dass ich einem frauenfeindlichen Muster verfallen war: Ich hatte unbewusst gehofft, dass mich die Jungs akzeptieren würden, wenn ich ihre Frauenfeindlichkeit hegte. In der Realität gibt es in diesem Spiel keine Gewinnerinnen. Feminine Frauen werden nicht für voll genommen; „Pick-Me-Girls", wie ich damals eines war, machen in den Augen der Jungs aber doch mal einen Fehler. Und dann heißt es auch über diese Mädchen, sie seien „genau wie alle anderen". Ich dachte, ich hätte diese Phase hinter mir, als ich mich mit Anfang dreißig entschloss, ein Kind zu kriegen. Vielleicht war ich deshalb so begierig darauf, meine falsche Annahme – dass alle Mütter über mich urteilen würden – zu verwerfen und stattdessen ein Loblied auf die andere Mutter zu singen. In der Realität stimmt aber beides nicht – oder eben doch. Andere Mütter sind keine Feindinnen, aber auch keine Freundinnen. Sie sind – und Achtung, das kommt vielleicht überraschend – einfach Menschen. Sie sind genauso oft Schnepfen wie andere Frauen auch. Sie sind aber genauso oft Stützen, Freundinnen und Lichtblicke in dunklen Tagen – wie Menschen ohne Kinder. Frauen sind Menschen: Was für ein verrücktes Konzept. Nicht wirklich, aber die Welt kann einen das glauben machen.

Dabei ist Kinderhass doch einfach nur ein gesellschaftlich akzeptiertes Mäntelchen für Frauenhass.

Dein Kinderhass macht dich zu einem schlechteren Menschen

Dieser Text beginnt mit einem Geständnis. Ich habe Kinder mal gehasst. Zumindest habe ich das behauptet. Es schien das zu sein, was coole Leute sagten. Und ich wollte cool sein, also sagte ich es auch. Heute weiß ich, dass nichts daran toll ist, eine Menschengruppe zu hassen, die vor allem unmündig und wehrlos ist. Vor allem, weil Kinderhass immer nur die gesellschaftlich akzeptierte Verkleidung für Frauenhass ist.

Ich war 16, vielleicht auch 17 Jahre alt. Vor allem aber war ich unsicher. Worin? In allem. Ich hatte keinen blassen Schimmer, wer ich eigentlich wirklich war und wo ich hinwollte. Mir schien es komplett undenkbar, dass jemand mich – diese unsichere Verwirrte – wirklich gernhaben würde. Also tat ich das, was unreife Verwirrte gerne tun: Sie verstecken ihre Schwächen hinter Ironie und vermeintlicher Schlagfertigkeit. Meine Attitüde war: Ich mochte niemanden, so machte es mir weniger aus, wenn mich Leute nicht mochten. Falls Sie jetzt den Kopf schütteln: Ich hielt das damals tatsächlich für eine kluge Strategie.

„Aber meine Freundin Ana findet solche Sachen lustig!"

Ohne es damals zu merken, richtete ich meinen Menschenhass vor allem gegen eine Gruppe: andere Frauen. In der Nachschau ergibt das Sinn. Andere Mädchen und junge Frauen schüchterten mich maßlos ein. Sie nicht zu mögen, weil sie anders waren als ich, gab mir wenigstens ein kleines Gefühl von Kontrolle.

Gerne würde ich sagen, dass ich dieser im Kern selbsthassenden Einstellung noch in meinen Teenie-Jahren entwachsen bin. In der Realität zog sie sich aber weit in meine Zwanziger hinein. Besonders perfide war dabei, dass mein Frauenhass sich mit mir weiterentwickelte. Während ich als Teenie andere Mädchen verurteilte, wenn sie „Tussis" waren, also sich feminin kleideten und schminkten, zogen mit Anfang zwanzig vor allem Frauen meinen Zorn an, die einen „typisch weiblichen" Habitus hatten. Flirteten sie, lachten sie viel oder waren sie einfach nur freundlich, war die Chance groß, dass ich irgendwann über ihre vermeintliche Naivität spottete. Mit meinem verinnerlichten Frauenhass fuhr ich erstaunlich gut und kam vor allem bei Männern großartig an. Ich erhielt endlich positive Bestärkung dafür, anders zu sein als all die anderen Frauen. Und die Jungs hatten in mir so etwas wie ein Maskottchen für ihre frauenfeindlichen Witze und Bemerkungen. „Aber meine Freundin Ana findet solche Sachen lustig!", war unter Garantie für mehrere von ihnen die Ausrede, wenn andere sie für ihre Aussagen kritisierten.

Kinderhass als Rettungsleine

Es war auch in dieser Zeit, als ich anfing, Kinder zu hassen. Zumindest redete ich mir das ein. Ich hatte bis dahin keine besonders starken Muttergefühle und verspürte auch keinen Kinderwunsch. Doch die Menschen um mich herum und alle, die ich bewunderte, waren sich einig, dass Kinder richtig beschissen seien. Sie verdrehten die Augen, wenn im Bus ein Kind weinte. Sie suchten in Restaurants bewusst die Tische aus, die möglichst weit weg von Babys waren.

Und wenn in unsere Stammcafés eine Familie kam, stöhnten sie gut hörbar auf. Kinder waren die Hölle: Das war einhellige Meinung. Sie waren laut und unbeherrscht. Sie machten Chaos. Und man konnte auch nicht ohne schlechtes Gewissen neben ihnen rauchen.

War der Kinderhass anfangs nur ein Gimmick, ein Spruch, den ich brachte, wurde er ab Mitte meiner Zwanziger eine Rettungsleine. Da fing es nämlich an, dass mich die Menschen um mich herum fragten, wie es denn mit meinem Kinderwunsch aussehe. Ich müsse mir da ja langsam Gedanken machen, weil ewig Zeit lassen könne ich mir als Frau ja nicht. Und überhaupt: Ich wäre unter Garantie eine gute Mutter. Die Menschen – viele von ihnen nicht mehr als Bekannte – projizierten so viel auf mich, nur weil ich eine Frau war, dass „Ich mag keine Kinder" zu meiner Standardausrede wurde. Der ein oder andere antwortete zwar, dass sich das ändern würde, wenn ich eigene hätte. Erstaunlich viele – vor allem Männer – stimmten mir aber zu. Sie liebten zwar ihre eigenen Kinder, aber Mann, oh Mann, Kinder seien einfach die Hölle und jeder Moment, den sie getrennt von ihnen verbrächten, sei wie eine Rettungsinsel.

Kinderhass hat im Feminismus keinen Platz

Es gab keinen Moment, der mir die Augen öffnete. Kein Baby, das mir zeigte, das Kinder ganz großartig sein können. Vielmehr wurde ich erwachsen – auch emotional. Ich lernte Frauen kennen. Einige davon hasste ich aufs Blut, für andere hätte ich mir den rechten Arm abgeschnitten. Ich lernte, dass feminine Frauen in beide Gruppen fallen können. Genauso erkannte ich, dass mich mein Frauenhass nicht über die anderen Frauen erhob. Vor allem rettete er mich nicht vor Diskriminierung, er machte er mich zu einem Werkzeug für den Frauenhass bemitleidenswerter Männer. Doch obwohl ich all das verstand und auch so lebte, war es mein Kinderhass, den ich am längsten mit mir herumtrug – obwohl ich mich längst für eine aufgeklärte Feministin hielt. Das lag auch daran, dass die aufgeklärten Feministinnen um mich herum trotz all ihren Einsatzes für intersektionale Gleichberechtigung doch erstaunlich oft Kinder nicht mochten. Sie packten es in schönere Worte, aber am Ende des Tages hassten sie Kinder. Dabei ist Kinderhass doch einfach nur ein gesellschaftlich akzeptiertes Mäntelchen für Frauenhass. Das ist kein bahnbrechender Gedanke, es ist einfache Logik. Frauen sind bis heute die, die sich um Kinder kümmern. Verbanne ich Kinder aus meiner Feminismus-Idee, verbanne ich auch einen großen Teil von Frauen, nämlich deren Mütter.

Wenn ich mich heute hinstelle und Gleichberechtigung für alle Frauen fordere, kann ich mich deshalb nicht morgen umdrehen und sagen, dass ich Kinder hasse. Das heißt nicht, dass jede gute Feministin Kinder lieben oder sogar wollen muss. Die freie Entscheidung, Nachwuchs zu bekommen, ist für mich ein Grundpfeiler des Feminismus. Doch Menschenhass – und nichts anderes ist Kinderhass – hat in meiner Definition von Feminismus keinen Platz. Denn sogar wenn man den Frauenhass, der am Kinderhass gezwungenermaßen dranhängt, kurz zur Seite schiebt: Es spricht nicht für den Charakter eines Menschen, Kinder zu verabscheuen.

Frauenhass unter catchy Headline

Am Ende des Tages sind Kinder nicht zurechnungsfähig – und das ist keine Beleidigung. Es gibt einen Grund, warum Kinder lange Zeit vor dem Gesetz unmündig sind, weil sie eben nicht abschätzen können, was sie da eigentlich machen. Und für Babys gilt das noch viel mehr: Sie sind in ihren ersten Lebensmonaten buchstäblich Pflegefälle. Sie können nicht allein aufstehen, haben keine Kontrolle über ihre Gliedmaßen, geschweige denn über ihre Blase oder ihren Darm. Sie brauchen Betreuung, rund um die Uhr. Jemanden in diesem Zustand zu verabscheuen ist nicht edgy, oder irgendwie cool – es spricht für einen scheußlichen Charakter.

Seit ich schwanger war, kenne ich noch eine ganz neue Art dieses Kinderhasses. Die Leute sagten nicht mehr zu mir, dass sie Kinder hassten. Sie erzählten vielmehr, dass mit der Geburt des Kindes so viele Freundschaften in die Brüche gegangen seien. Anfangs nickte ich verständnisvoll. Ich versuchte zu verinnerlichen, bloß nicht eine dieser Frauen zu werden, die ihre Freund:innen vernachlässigte, bloß weil sie jetzt ein Kind hat.

Heute, Monate als Mutter später, denke ich anders. Wenn die bloße Tatsache, dass eine Hälfte einer Freundschaft sich plötzlich um ein Kind kümmern muss und deshalb Nachsicht und vielleicht sogar Unterstützung braucht, dazu führt, dass die andere Hälfte diese Freundschaft nicht mehr als wertvoll erachtet: Vielleicht ist das Zerbrechen dieser Beziehung dann gar nicht so sehr die Schuld des Babys. Vielleicht hat sich hier auseinanderentwickelt, was sonst an einem anderen Hindernis zerschellt wäre. Jedenfalls hasse ich keine Kinder mehr. Ich liebe auch nicht nur mein eigenes. Es ist vielmehr so, dass ich vor allem kleine Kinder akzeptiere als das, was sie sind: Lebewesen, die unser Verständnis brauchen, weil sie es jetzt gerade nicht besser wissen. Das ist keine revolutionäre oder besonders hehre Erkenntnis. Genauso wenig ist aber „Ich hasse Kinder" eine interessante Sichtweise. Es ist eher altbekannter Frauenhass unter einer catchy Headline.

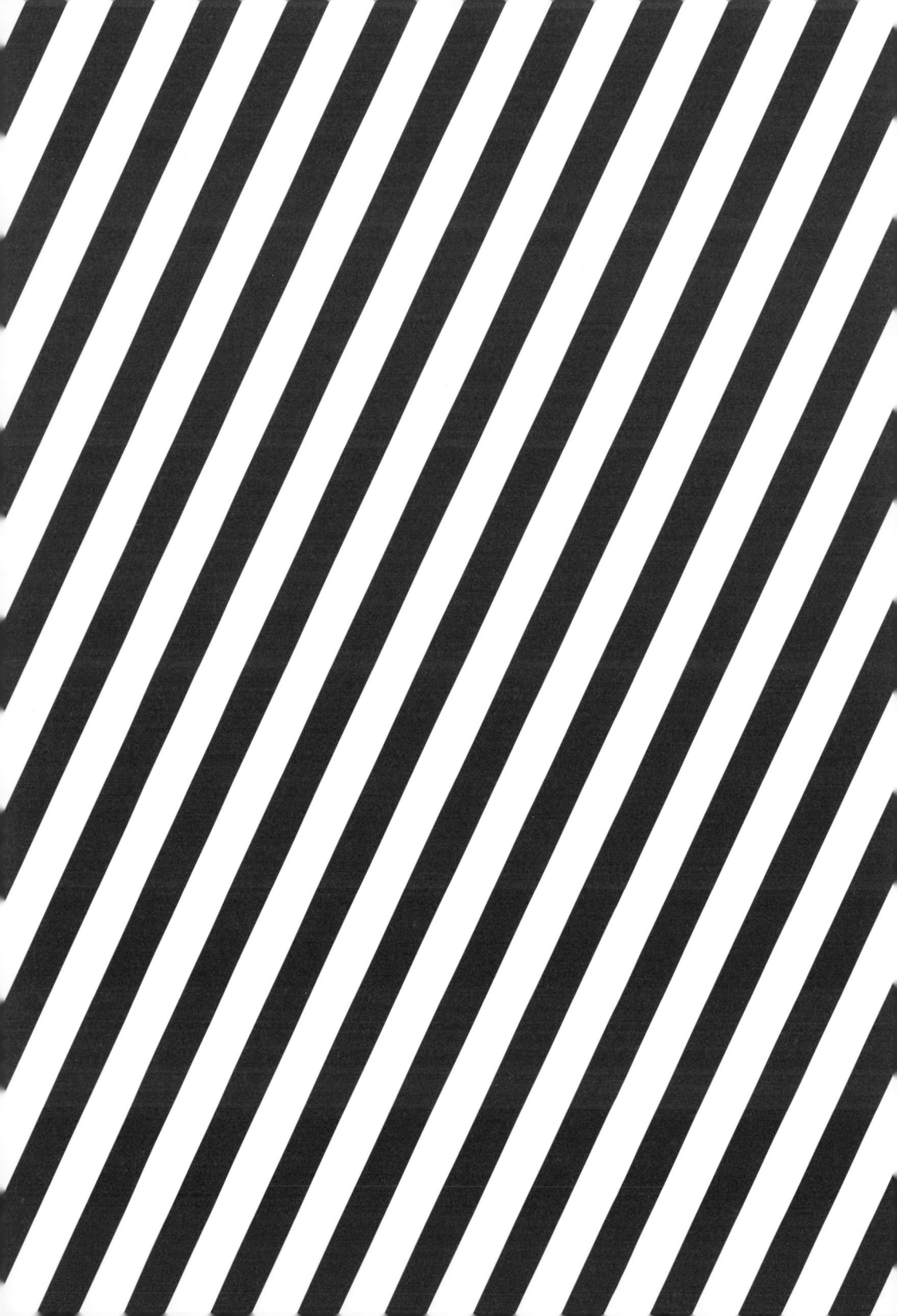

Anhang

Werdende Mütter müssen recherchieren und überlegen, was genau sie brauchen. Das können Sie als Vater genauso gut!

Für (werdende) Väter: Wie Sie Mütter wirklich unterstützen können

Die Frau bringt das Kind zur Welt – und damit ist ja auch schon alles erledigt. Falls Sie als Partner so denken, watschen Sie sich einmal kräftig selbst. Es gibt eine Menge zu tun, bevor das Baby kommt. Und die Arbeit hört nicht auf, wenn es da ist. Die To-Do-Liste ist so lang, dass unmöglich eine Person allein sie erledigen kann, schon gar nicht der Mensch, der das Baby auf die Welt gebracht hat. Vorab: Das hier ist keine „One Size Fits All"-Anleitung. Vielleicht läuft in Ihrer Familie alles ganz anders. Kommunizieren Sie deshalb als (werdender) Vater mit Ihrer Partnerin. Sehen Sie das folgende Kapitel deshalb eher als Inspiration für Ihre persönlichen Pläne.

Die Schwangerschaft

Sie wissen, Sie kriegen ein Baby. Herzlichen Glückwunsch! Jetzt heißt es aber, sich zu informieren. Vielleicht gehören Sie zu denen, die denken: Früher hat sich auch keiner in Büchern und Broschüren schlau gemacht und da hat alles geklappt! Das stimmt so nicht. Ganz spitz formuliert: Früher sind Menschen – Gebärende und Kinder – mitunter gestorben, weil sich die Leute nicht informiert haben. Recherchieren Sie also. Wenn sich die Schwangere wohl damit fühlt, begleiten Sie sie zu ihren Frauenarzt-Terminen. Notieren Sie sich im Vorhinein Fragen, die Sie zur Schwangerschaft und Geburt haben. Fragen Sie die medizinischen Expert:innen nach Literatur-Empfehlungen für die Schwangerschaft. Sprechen Sie so früh wie möglich mit Ihrer Partnerin darüber, was sie sich wünscht. Es gibt keine allgemeingültigen Regeln für diese Zeit. Wenn Ihre Partnerin Sie aber darum bittet, etwas zu tun, dann tun Sie es – und zwar richtig. Das bedeutet zum Beispiel, dass Hilfe im Haushalt tatsächlich das sein soll: eine Hilfe. Kein „bisschen helfen", kein „Ich bemühe mich, aber so gut wie du kann ich es nicht, Schatz". Ich würde um viel Geld wetten, dass Sie beide Ausreden noch nie in Ihrem Job genutzt haben – wagen Sie es also nicht, sie gegenüber Ihrer schwangeren Partnerin zu nutzen. Eine weitere Aussage, die Sie aus Ihrem Wortschatz streichen sollten: „Bitte erinnere mich, dass ich das tun soll." Die scheinbar nettere, aber eigentlich bösartigere Variante davon ist: „Du musst nur sagen, wenn ich etwas machen soll!" Auch diese Dinge würden Sie nie zu Ihrem Chef oder Ihrer Chefin sagen. Zu Recht würde der oder die Ihnen nämlich entgegnen, dass es zu Ihrem Job gehört, mitzudenken, was zu tun ist.

Kurz vor der Geburt

Jeder klischeehafte Ratgeber wird Ihnen sagen, dass die werdende Mutter kurz vor der Geburt in die Nestbau-Phase kommt. In der Realität sind einfach nur viele Schwangere ein paar Wochen vor der Geburt im Mutterschutz und haben ohne Lohnarbeit plötzlich viel Zeit zu Hause. Statt sich in dieser Zeit auszuruhen, besorgen sie Kram fürs Baby. Warum eigentlich? Wenn Ihre Antwort ist „Weil sie sich einfach besser damit auskennen!", besorgen Sie bei Ihrer nächsten Baby-Einkaufstour auch einmal das Lieblingsessen Ihrer Partnerin. Frauen haben keinen sechsten Sinn, der ihnen in Läden und Geschäften zeigt, was das beste Produkt für ihr Kind ist. Werdende Mütter müssen recherchieren und überlegen, was genau sie brauchen. Das können Sie als Vater genauso gut!

Ihre Partnerin entscheidet natürlich selbst darüber, wie sie ihre Zeit kurz vor der Geburt nutzen möchte. Fragen Sie aber ruhig nach, ob sie die Tage vor der Entbindung nicht mit Freundinnen oder einfach allein mit ihrem Hobby verbringen möchte. Kümmern Sie sich darum, dass in dieser Zeit der Haushalt trotzdem erledigt wird.

Spätestens ein paar Wochen vor der Geburt sollten Sie auch wissen, wo Sie während des Krankenhausaufenthaltes sein werden. Wenn nicht Ihre gesamte Existenz davon abhängt, ist „in der Arbeit" die falsche Antwort. Nehmen Sie sich für die Tage, die Ihre Partnerin im Krankenhaus ist, frei. Es ist eine Schande, dass nicht allen Frauen automatisch ein Familienzimmer zugeteilt wird. Das ist ein Einzelzimmer, in dem die werdende Mutter gemeinsam mit ihrem Partner (oder ihrer Partnerin) die Krankenhauszeit verbringen kann. Versuchen Sie nach Möglichkeit ein Familienzimmer zu ergattern. Gerade wenn Sie zum ersten Mal Eltern werden, sind diese ersten Tage nicht nur magisch – sondern auch nützlich, um Erfahrungen im Umgang mit dem Baby zu sammeln. Im Krankenhaus können Sie zudem das Personal mit allen Fragen löchern, die so auftauchen. Oder wüssten Sie aus dem Stegreif, wie man einem Neugeborenen einen Body so anzieht, dass es nicht schreit?

Zu Hause

„Meine Frau stillt, da kann ich nicht helfen", ist ein Satz, für den Männer geohrfeigt gehören. Es ist eine bequeme Ausrede für jene Typen, die den Schlaf der Arschlöcher schlafen, während ihre Partnerin nachts aufwacht, aufsteht, das Baby zu sich nimmt, es sich an die Brust legt, hofft, dass es ihre Brustwarze findet, akzeptiert, trinkt und wieder einschläft. Und das ist noch das Best-Case-Szenario. Gerade anfangs muss das Baby das Trinken an der Brust erst lernen. Das heißt, dass es nachts nicht wie geschmiert läuft, sondern ruckelig und kräftezehrend für alle Beteiligten wird. Überlegen Sie deshalb, wie Sie Ihrer Partnerin Arbeit abnehmen können, wenn sie nachts stillt. Mögliche faire Modelle können etwa so aussehen: Übernehmen Sie die Hausarbeit. Nicht ein wenig davon, nicht „ein bisschen mehr helfen". Übernehmen Sie die gesamte Hausarbeit. Dann kann sich Ihre Partnerin komplett aufs Stillen konzentrieren. Das ist nämlich mehr als nur die Brust auszupacken. Es bedeutet körperliche Strapazen. Es bedeutet: Weniger Energiereserven!

„Aber ich arbeite", sagen Sie jetzt vielleicht. Auch hier können Sie sich eine Watschen abholen. Denn Ihre Partnerin arbeitet auch. Vor allem arbeitet sie härter. „Aber ich arbeite hart im Büro/am Bau/am Fließband/beim Weltretten", sagen Sie jetzt – und ja, richtig geraten, Sie können sich schon die nächste Ohrfeige mitnehmen. Denn Ihre Partnerin passt auf Ihr Kind auf, füttert es, wickelt es, spielt mit ihm – die ganze Zeit, ohne gesetzliche Pausen, ohne Kaffeetratsch in der Küche, kurzum ohne planbare Unterbrechungen.

Vielleicht haben Sie ein Kind, das viel schläft – trotzdem muss Ihre Partnerin in den Wachphasen komplett anwesend sein. Wenn Sie ein Kind haben, das viel wach ist oder noch dazu viel weint: Küssen Sie den Boden, auf dem Ihre Partnerin geht. Noch besser: Putzen Sie ihn, streuen Sie Rosenblüten und drapieren Sie in strategischen Abständen die Lieblings-Snacks Ihrer Partnerin. Machen Sie ihr jeden Augenblick so angenehm wie möglich, wenn sie schon die Care-Arbeit für Ihr gemeinsames Kind übernimmt, während Sie einfach nur einem bezahlten Job nachgehen.

Woran Sie immer wieder denken sollten

Klingt das alles anstrengend oder sogar unmachbar? Willkommen in der Realität aller Frauen um Sie herum. Dabei haben Sie als gleichberechtigter Vater noch großes Glück. Denn die meisten Frauen in Österreich und Deutschland leisten viel mehr als nur 50 Prozent der Care-Arbeit. Es handelt sich dabei um einen Fakt, nicht um das Gefühl einer überforderten Mutter. Aktuelle Zahlen für Österreich fehlen, eine Zeitverwendungs-Untersuchung von 2008 beziehungsweise 2009 zeigt aber, dass zwei Drittel der unbezahlten Arbeit von Frauen erledigt werden. Deutschland ist, zumindest was die Datenlage angeht, etwas weiter: Der Zweite Gleichstellungsbericht der Deutschen Bundesregierung zeigt, dass Frauen dort im Schnitt täglich 52,4 Prozent mehr Zeit für unbezahlte Arbeiten aufwenden: Sie leisten jeden Tag vier Stunden und 13 Minuten unbezahlte Arbeit, Männer hingegen nur zwei Stunden und 46 Minuten. Das ist ein täglicher Unterschied von immerhin 87 Minuten. Um es etwas greifbarer zu machen: Während Mama putzt, kocht und Kinder hütet, könnte Papa jeden Tag ein Fußballspiel schauen.

Küssen Sie den Boden, auf dem Ihre Partnerin geht. Noch besser: Putzen Sie ihn, streuen Sie Rosenblüten und drapieren Sie in strategischen Abständen die Lieblings-Snacks Ihrer Partnerin.

Aus dieser horrenden Ungerechtigkeit speisen sich auch bei aller Gewaltfreiheit die Watschenandrohungen. Denn dieser Gender Care Gap besteht schon seit Jahren und Jahrzehnten – und er ist in den vergangenen Jahren sogar weiter aufgerissen. Während der Corona-Pandemie waren es mehr Frauen als Männer, die wegen Care-Verpflichtungen etwa Arbeitszeiten reduzieren mussten. Die Regierungen in Österreich und Deutschland haben nichts getan, um Frauen in dieser Notlage zu entlasten.

Dieser Überblick über mögliche Aufgabengebiete wird diese Ungerechtigkeit nicht beseitigen. Ein ganzes System arbeitet rund um die Uhr daran, Mütter gegenüber Vätern zu benachteiligen. Denken wir etwa an „Papa-Monate", zu denen es kein weibliches Pendant gibt, weil es undenkbar ist, dass eine Mutterschaft nach einem Monat bewiesen und das Thema damit abgehakt ist. Oder an Elternzeit- beziehungsweise Karenzmodelle, die darauf basieren, dass die Mutter ein Jahr und der Vater zwei Monate beim Kind bleibt – idealerweise im Sommer, sonst ist es ja fad.

Wir könnten hier jetzt abschließen und sagen: So ist es halt, das System! Aber davon kann sich Ihre Partnerin nichts kaufen, vor allem keine ruhige Minute. Zum Abschluss aber doch eine gute Nachricht: Die Watschenandrohungen waren leeres Gerede. Gewalt ist keine Lösung, egal, wie frustrierend sich die Situation gestaltet. Aber falls ein paar geschriebene Watschen Sie wütend gemacht haben: Bewahren Sie sich diese Wut. Halten Sie sich an ihr fest, wenn die Frustration in Ihrer Familie zu groß wird – und arbeiten Sie weiter daran, eine gleichberechtigte Partnerschaft zu führen. Denn aus Erfahrung kann ich sagen: Es hilft, jemanden an seiner Seite zu haben, der diese Ungerechtigkeit sieht, bestätigt und jeden Tag aufs Neue gemeinsam dagegen ankämpft.

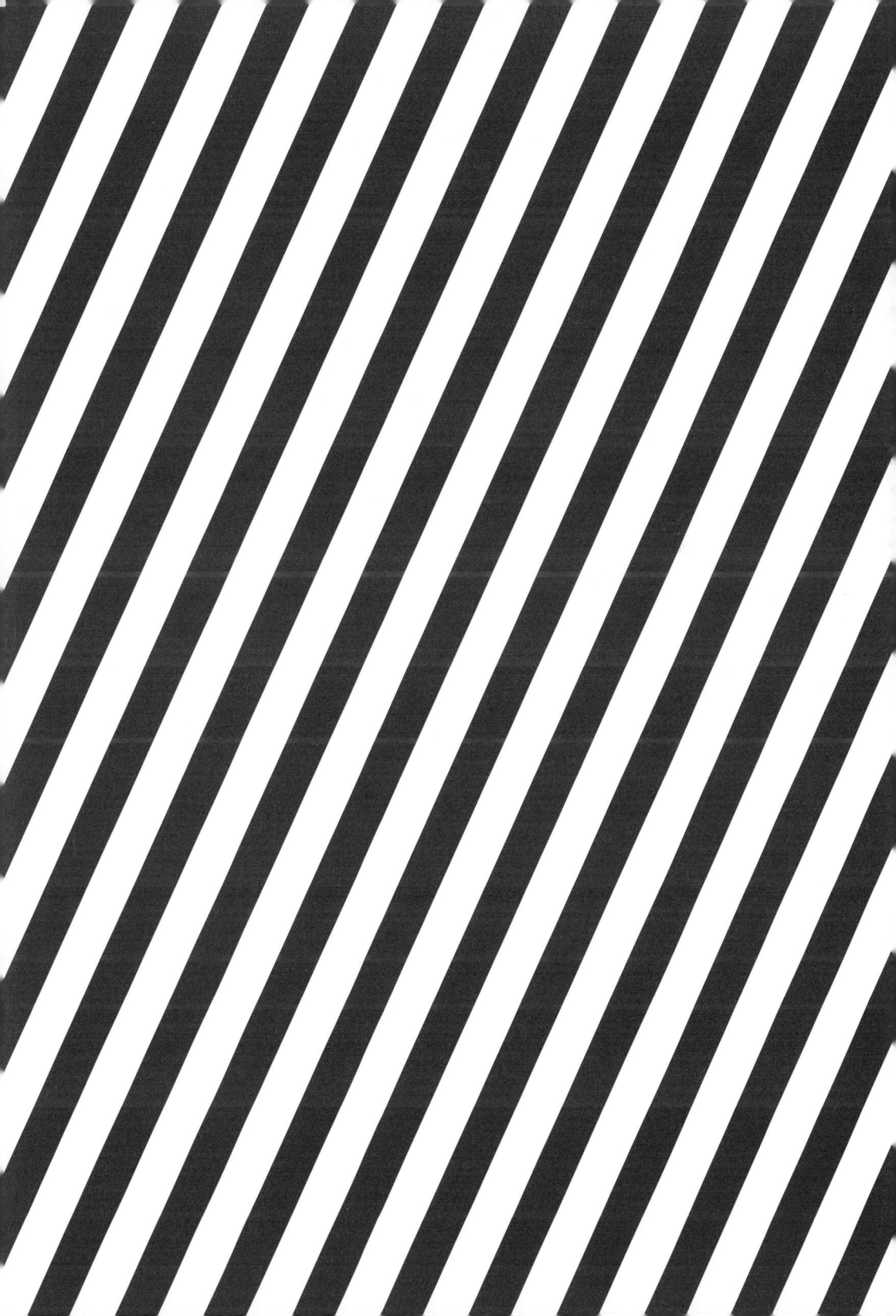

Wäre das Wochenbett ein Event, wären das Baby und die Mutter die Hauptdarsteller:innen einer privaten Theatervorführung für geladene Gäste.

Die ultimative Anleitung für den perfekten Wochen-bett-Besuch

Das Wichtigste, das eine eben gewordene Mutter wissen muss: Wie sie die ersten paar Wochen nach der Geburt ihres Babys verbringen will, ist ihr überlassen. Will sie monatelang für sich bleiben? Perfekt. Möchte sie, dass täglich Freunde und Familie vorbeikommen? Ebenso grandios. Wer über Monate einen Menschen in sich heranwachsen hat lassen, hat eine Gutschrift für ein paar Wochen Egozentrik. Dieses Kapitel dient als Inspiration. Im besten Fall erspart der folgende Überblick ungebetene Besuche und gibt der Mutter den Freiraum, den sie und ihr Baby brauchen.

Mutter und Kind stehen im Fokus

Wäre das Wochenbett ein Event, wären das Baby und die Mutter die Hauptdarsteller:innen einer privaten Theatervorführung für geladene Gäste. Nebendarsteller:innen sind andere Mitglieder der Kernfamilie, einschließlich Haustiere. Das Publikum sind die Besucher:innen, egal, ob (Schwieger-)Eltern,

Freund:innen oder Arbeitskolleg:innen. Sie alle sollten nur dann vorbeikommen, wenn sie auch eingeladen werden. Das Publikum hat aber kein Mitspracherecht, was die Performance angeht. Es gilt: Zuschauer:innen stören die Vorstellung nicht.

„Babyschauen" - Was für Besucher:innen von Mutter und Kind gilt

Vor dem Besuch

Lädt die Familie Sie von sich aus ein, dann – und nur dann – sollten Sie sie besuchen. Kommen Sie nicht auf die Idee, uneingeladen bei einer Familie mit einem Neugeborenen hereinzuschneien. Nein, auch nicht ganz kurz. Und nein, auch nicht, wenn Sie verwandt sind. Verstoßen Sie als Besucher:in gegen diese erste und wichtigste Regel, wartet ein eigener Höllenkreis auf Sie, in dem ein hungriges Neugeborenes Sie bis in alle Ewigkeit wachhält.

Perfekte Mitbringsel

Wollen Sie der Familie mit einem kleinen Mitbringsel eine Freude machen, gilt: Jede Person ist anders, doch manche Dinge sind besser als Mitbringsel im Wochenbett geeignet als andere. Schnittblumen sind zum Beispiel nahezu perfekt. Ein Strauß macht der Familie keine große Arbeit, im Gegensatz zu Topfpflanzen. Auch der günstigste Blumenstrauß macht aber das Leben ein bisschen bunter und schöner. Ein Gutschein für einen der üblichen Lieferdienste ist weniger ästhetisch, dafür aber nützlich. Obst ist immer eine gute Idee. Etwas persönlicher ist selbstgemachtes Essen. Auskenner:innen kochen Nudelsaucen, die über mehrere Tage das ewige Frage-Monster „Was essen wir heute eigentlich?" beschwichtigen. Richtige Spezialist:innen denken die Umstände mit. Zum Beispiel, dass die Baby-Mutter wahrscheinlich seit Tagen oder Wochen das Haus nicht verlassen hat. Die Expert:innen organisieren Essen aus Lieblingsrestaurants: Tapas aus der Bar, wo Mama nach der Arbeit noch ein Glas Wein getrunken hat, Pizza von dem Italiener, bei dem sie sonst nach dem Feiern noch was geholt hat oder einfach Kuchen aus ihrem Lieblingscafé. Eine Flasche Alkohol für den frischgebackenen Vater war in den 1950ern eine gesellschaftlich akzeptable Idee. Mit einem neuen Baby im Haus hat aber niemand Zeit für eine Runde Whisky.

Helfen statt nur besuchen

Sie kommen in die Wohnung Ihrer Freunde und unter Ihren Fußsohlen knirscht es, das Geschirr stapelt sich in der Spüle und überall liegt Babykram herum. Hüten Sie sich davor, einen Kommentar dazu abzugeben – egal, für wie geistreich Sie Ihre Bemerkung halten. Die einzig richtigen Worte sind: „Vielen Dank für die Einladung! Ich freue mich, hier zu sein."

Je nachdem, wie eng Sie mit der Familie befreundet oder verwandt sind, können Sie Hilfe anbieten. Konkrete Vorschläge schlagen dabei ein plattes „Sagt Bescheid, wenn ich euch helfen kann!". Niedrigschwellige Hilfen sind etwa, den Hund auszuführen, einen Wocheneinkauf zu erledigen oder sich um Gartenarbeit zu kümmern.

Gibt es ältere Geschwister des neuen Babys, können Sie anbieten, mit ihnen etwas zu unternehmen. Museumsbesuche, Spaziergänge, Spielplatzrunden: Entlasten Sie die Eltern, schenken Sie dem älteren Kind Aufmerksamkeit.

Wirklich enge Angehörige können anbieten, im Haushalt zu helfen. Eine Ladung Wäsche in die Waschmaschine zu werfen ist schnell erledigt, staubsaugen genauso. Reinigungsarbeiten in Bad, Toilette oder Küche sind schon aufwendiger. Aber Achtung: Nicht jede Familie will, dass die eigenen Freund:innen so tief in die Privatsphäre eindringen.

Der Lieblingssatz von Besucher:innen im Wochenbett ist „Ich nehme dir das Baby ab!" Lustigerweise sagt das niemand, wenn das Baby sich gerade angekotzt, -pisst, -kackt oder gerade alles drei zusammen erledigt hat. Dabei wäre er da am hilfreichsten. Liegt das Baby mal friedlich im Arm seiner Eltern, ist das nicht der Zeitpunkt, es ihnen wegzunehmen. Bieten Ihnen die frischgebackenen Eltern großzügigerweise dennoch an, das Kind mal zu halten, seien Sie dankbar und genießen Sie den Moment. Nicht nur, weil das Baby niedlich ist, sondern weil Ihnen die Eltern etwas in den Arm legen, das zumindest eine Hälfte unter Schmerzen und Tränen in diese Welt gebracht hat.

Nicht nur aufs Baby schauen

Apropos Baby: Das kleine neue Leben ist spannend und süß. Freuen Sie sich darüber – aber vergessen Sie Ihre Freund:innen nicht. Nehmen Sie sich bewusst Zeit, um zu fragen: Wie geht es euch eigentlich damit? Hören Sie zu, urteilen Sie aber nicht. Nach einer Geburt, Schlafmangel und Hormoncrash ist jedes Gefühl erlaubt.

Egal, was Sie tun, geben Sie keine Ratschläge ab – egal, ob Sie keine oder zehn Kinder haben. Was neue Eltern nicht oft genug hören können: „Ihr macht das großartig!" Es ist auch nie gelogen.

Extratipps

1. Machen Sie Fotos – von der ganzen Familie. Die Wahrscheinlichkeit ist hoch, dass die Smartphones der Eltern übergehen von Schnappschüssen der kleinen neuen Menschen. Woran es mangelt, sind aber Fotos, auf denen die ganze Familie drauf ist.

2. Wenn Sie Babykleidung kaufen, legen Sie ruhig größere Größen in den Einkaufswagen.

3. Eine Grundregel ist: Es kann nie genug Baby-Bodys geben.

4. Wollen Sie nicht in die Rosa-Hellblau-Falle tappen und geschlechtsneutrale Kleidung kaufen: Gelb, orange und grün sind fröhlichere Alternativen zu beigen und braunen Schlammfarben.

5. Apropos Geschlecht: Widerstehen Sie dem Klischee, einem kleinen Jungen einen Bagger und einem Mädchen eine Puppe zu kaufen. Versuchen Sie es doch mal umgekehrt – oder ganz anders. Kuscheltiere sind für alle Geschlechter da, Kuscheldecken und Stoffbücher genauso.

Nach dem Besuch

Wer einmal Wochenbett-Besucher:in war, kennt das Gefühl der Erschöpfung danach. Aber bleiben Sie dran. Melden Sie sich im Alltag bei Ihren Freund:innen. Ein kurzes „Musste an dich denken" kann für frischgebackene Eltern ein Zeichen sein, dass Freundschaften Bestand haben – auch wenn sich wegen des Babys sonst alles geändert zu haben scheint.

Helfen ohne Besuch

Sie können auch ohne Besuch zeigen, dass Sie sich über den Familienzuwachs freuen. Schreiben Sie eine Nachricht. Hinterlassen Sie eine Sprachnachricht.

Rufen Sie an, aber erwarten Sie keinen Rückruf, falls niemand abhebt. Falls Sie die Adresse der frischgebackenen Eltern kennen, schicken Sie eine Karte, Blumen oder stellen Sie ein kleines Care-Paket zusammen. Es gilt: Zeigen Sie, dass Sie an die Familie denken, haben Sie aber keine Ansprüche.

Ganz schön dreist

Vielleicht denken Sie gerade: Puh, ganz schön dreist, so viel von einem Besuch zu verlangen! Halten Sie sich an dieser Entrüstung fest und lassen Sie sich ein Stück weit mitziehen. Stört es Sie, dass Sie durch so viele Reifen springen sollen, nur, um ein Baby zu sehen? Wie muss sich wohl erst die Kindsmutter fühlen, die monatelang ihr Leben dem einen Ziel untergeordnet hat, ein Baby zu bekommen?

Oder stört es Sie eher, dass Sie in Ihrer knappen Freizeit Extrawünsche von frischgebackenen Eltern erfüllen sollen? Vielleicht sind nicht die Eltern das Problem, sondern die wenige Zeit, die neben der Arbeit bleibt und keinen Platz für Solidarität mit anderen lässt.

Möglicherweise denken Sie aber auch: Als ich meine Kinder bekommen habe, wurde nicht so viel Aufhebens darum gemacht! Damit haben Sie wahrscheinlich sogar recht, und das ist traurig. Sie hätten Zuwendung, Unterstützung und Verständnis verdient – genauso wie jede Mutter und jeder Vater heute. Die harte Wahrheit am Ende ist: Es ist egal, was Sie stört. Denn als Besucher:in sind Sie nicht der Star eines Wochenbett-Besuchs, sondern Teil des Publikums. Und das kann entweder die Klappe halten und die Vorstellung genießen – oder zu Hause bleiben.

Danksagung

Dieses Buch ist nur möglich, weil Menschen mir geholfen haben.

Stefanie Jaksch und der Verlag Kremayr & Scheriau haben mir vertraut. Ich hoffe, dass ich mich dieses Vertrauens würdig erwiesen habe.

Till Raether und Mareice Kaiser haben ihre Erfahrungen mit mir geteilt. Dafür werde ich beiden für immer dankbar sein.

Barbara Kaufmann hat an dieses Buch geglaubt, als es nur ein flüchtiger Gedanke in meinem Kopf war. Ich wünsche allen Menschen solch eine Freundin an ihrer Seite.

Meine Eltern haben an mich geglaubt, als ich noch eine ganz kleine Nummer war. Für alles, was sie für mich getan haben, hätten sie ein riesiges Denkmal verdient. Dieses Buch ist ein ganz kleines. Ich hoffe dennoch, dass es sie ein bisschen stolz macht.

Meine Schwestern haben das getan, was sie am besten können: mein Ego und mich immer auf den Boden der Tatsachen zurückzuholen.

Der größte Dank gebührt aber meiner eigenen kleinen Familie. Mein Mann Graham hat mir Verständnis, Liebe und vor allem Zeit für dieses Buch geschenkt. Mein Kind – und sogar mein Hund – haben dafür gesorgt, dass ich nie vergesse, immer auch an die weichen Seiten im Leben zu denken. Ich liebe euch drei mehr, als ich das Alleinsein liebe.

www.kremayr-scheriau.at

ISBN 978-3-218-01394-9

Schutzumschlaggestaltung, typografische Gestaltung und Satz: Sheila Ehm,
unter Verwendung von Shutterstock-Icons: Warnzeichen: Ecelop, Schnuller: Malinovskaya Yulia
Lektorat: Evelyn Bubich
Druck: Florjančič tisk d.o.o., Maribor